汉竹·亲亲乐读系列

月子护理

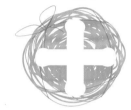

产后瘦身

全知道

王琪/主编　汉竹/编著

汉竹图书微博
http://weibo.com/2165313492

读者热线
400-010-8811

U0336321

江苏科学技术出版社 | 凤凰汉竹

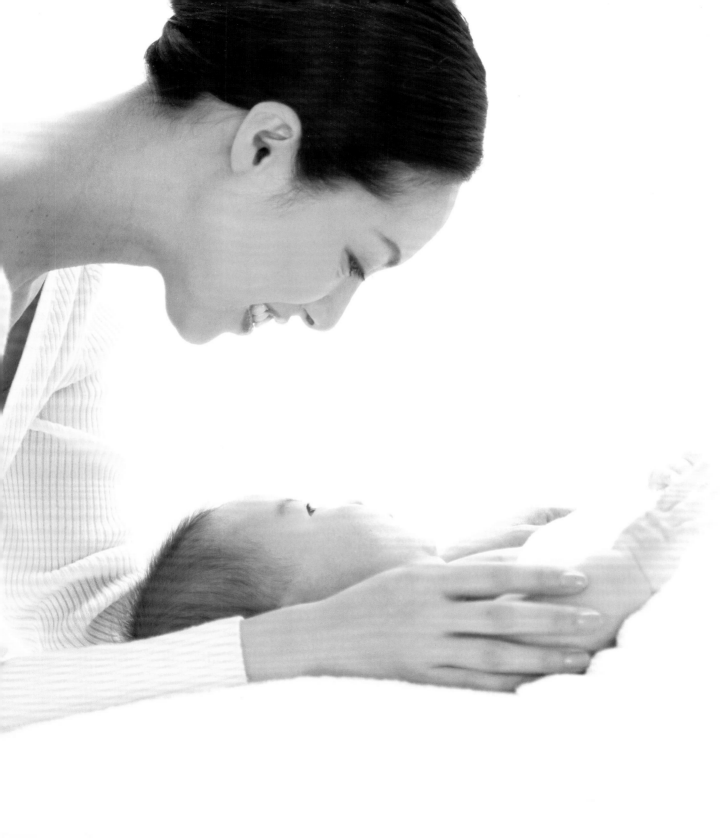

前言

　　坐月子是女人一生中改变体质的最佳时机，月子坐得好，就会为后半辈子的健康和美丽打下坚实的基础；反之，月子坐得不好，可能会落下许多病痛，在以后的岁月里不断地带给你困扰。

　　十月怀胎终于修成正果，新生命呱呱落地，这正是女人一生最幸福、难忘的时刻，但是艰难的分娩让新妈妈元气大伤，分娩后激素的改变还让新妈妈的身体悄然发生着变化——乳房下垂、骨盆松弛、身材臃肿，产后新妈妈怎样快速恢复"体能"和"体形"？这是新妈妈最关注的问题，也是坐月子中的大学问。

　　本书由北京妇产医院著名孕产专家王琪倾心打造，详解了分娩前后和产后的日常护理常识和饮食调养方案，不仅将不同分娩方式的优缺点及时提供给产妇，更对双胞胎分娩和二次分娩的产妇给予了关切和照护。在产后护理和饮食调养篇中，更是细分顺产妈妈、剖宫产妈妈、哺乳妈妈怎样坐月子和不同季节、不同体质的新妈妈如何坐月子，针对性极强。

　　在坐月子护理、饮食的基础上，增加读者关注的瘦身和美容保养内容，这是本书的一大亮点。产后瘦身贴心地按照产后 6 周的时间顺序给予了新妈妈科学的运动指导和建议，并有真人演示步骤图，方便新妈妈操作，更给出哺乳妈妈的瘦身方案，实用性强，让新妈妈哺乳、瘦身两不误。

　　愿每一位新妈妈都能轻松度过产后这段特殊时期，早日恢复往昔的活力，更具女性魅力。

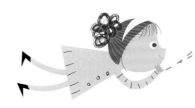

春夏秋冬坐月子

春季坐月子

春季是万物复苏的季节，气候逐渐变得温和起来。但是，春季的风依然比较寒冷，新妈妈在春季坐月子时，一定要注意防风御寒。

每天一个橙子，在增强抵抗力的同时，还能令新妈妈的皮肤水润、白皙。

春天北方依然很寒冷，南方则比较温暖了，新妈妈可以根据气候选择合适的衣服，但要注意穿得宽松、舒适，不要穿过紧的衣服，以免影响乳房血液循环和乳腺管的通畅，引发乳腺炎。

春天有许多当季的瓜果蔬菜，新妈妈可以适当吃些新鲜的蔬菜，或者喝些蔬菜汤和水果汁，这非常有益于新妈妈身体复原和哺乳。新妈妈特别要注意不宜吃过燥热、过辛辣和过油腻的食物。

春季空气比较干燥，尤其是北方，月子里的新妈妈要注意多饮水，母乳喂养的新妈妈更应保证充足的水分，这样不仅可补充由于空气干燥而丢失的水分，还可以增加乳汁的分泌。另外，春季坐月子要多吃蔬果，如菠菜、甜椒、荸荠、胡萝卜、橙子、香蕉等，以防流感。

定时开窗，让早春的新鲜空气进入房间，让宝宝和新妈妈都呼吸到新鲜的空气。室温一般保持在 20℃ 左右，湿度在 50% 左右比较合适。要注意的是，不要让风直接吹到新妈妈和宝宝。

春季洗澡要保持室温在 20~22℃，水温在 37℃ 左右。浴室不要太封闭，不能让新妈妈大汗淋漓，以免头晕、恶心。但春季风沙较大，尤其在北方，新妈妈洗浴时千万不能开窗户，以免受风。

春季新妈妈是否可以到室外活动，要根据自身的体质而定，体质好的新妈妈可在产后两周后到室外走一走，但要选择无风的好天气，时间不宜过长，以不感到疲劳为宜。春季是传染病的多发季节，新妈妈户外活动的同时，要避免到人多的地方去，以免传染上感冒等疾病。

夏季坐月子

炎炎夏季到了，这时候坐月子无疑是最难受的。不过，只要掌握科学的坐月子方法，即使是在夏季，新妈妈也能安安全全、快快乐乐地度过月子期。

夏天坐月子，最舒适的衣服就是纯棉、宽松、薄薄的睡衣，最好多备几套，以方便换洗。两套短袖的，可以在白天换着穿；两套长袖的，可以在晚上换着穿，以免睡觉时着凉。夏天可以穿软底拖鞋，最好是带后帮的，如果脚怕冷，那就再穿一双薄的纯棉袜。

夏天饮食宜清淡，不要吃刺激性的食物，即使再热，也不要吃冰镇的食品和冷饮。新鲜果汁及清汤对新妈妈来说是一种很好的饮品，其中既富含维生素，又富含矿物质，可以促进新妈妈的身体恢复，也能满足宝宝的需要。

在夏季坐月子时，新妈妈如果出汗多、口渴，可以食用温开水、绿豆汤、苋菜粥，也可吃些水果消暑，但绝对不能吃冷饮。

现在家里都有空调或电风扇，温度太高时可以用，只要不对着新妈妈和宝宝的身体吹就可以。室内温度最好保持在26~28℃，如果是晚上，则可以再适当调高些，若是晚上温度适宜，也可以不开空调，只要开窗通风就可以，但是不要形成对流风。

夏天蚊子比较多，因为有小宝宝，不适宜用灭蚊灵、蚊香片等，最好用蚊帐。

夏季天气炎热，加上产后大量出汗，新妈妈身上总是汗淋淋的，很不舒服，因此要经常洗澡。但是新妈妈要注意洗浴的水温不可过低，否则会反射性地引起呼吸道痉挛而诱发感冒。而且，新妈妈皮肤的毛孔全部张开着，身体受冷也易引起肌肉和关节酸痛。洗澡水温以37℃左右为宜，每次洗5~10分钟。洗澡最好采用淋浴，淋浴后，一定要把身体擦干，穿好衣服，再出浴室。

月子里还是尽量避免外出，因为外面人多，容易感染病菌。但是也没有必要天天躲在屋子里。如果没有风，而且阳光也不强烈，可以抱着宝宝在阳台上晒晒太阳。

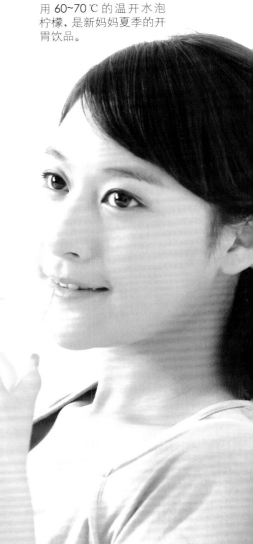

用 60~70℃ 的温开水泡柠檬，是新妈妈夏季的开胃饮品。

秋季坐月子

　　秋天气候多变，有两个特点：风和燥，因此秋季坐月子的新妈妈要注意防风和润燥。秋天坐月子其实是最舒服的，气候不冷不热，又有很多当季的蔬菜水果，所以新妈妈要在这最适合坐月子的季节里，愉快、安心地度过产褥期。

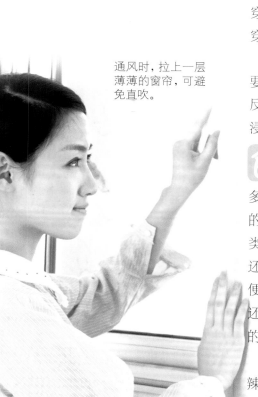

通风时，拉上一层薄薄的窗帘，可避免直吹。

衣 虽然民间有"春捂秋冻"的说法，但对于新妈妈来说，要注意防寒保暖。由于秋天早晚温差较大，应该注意及时更换衣服，中午较热的时候可以适当少穿，但仍应穿长裤和较薄的衣衫，穿棉袜和平底布鞋。

　　产褥期本来出汗就多，所以不要再特意加衣服，以免大量出汗，反而容易感冒，并要及时换下被汗浸湿的衣服。

食 秋天正是水果蔬菜丰收的季节，想要预防秋燥就要多吃水果蔬菜，但也要适量。新鲜的蔬菜和水果不仅可以补充肉、蛋类所缺乏的维生素 C 和膳食纤维，还可以促进食欲，帮助消化及排便，防止产后便秘的发生。此外，还应多喝水，以保持肺部与呼吸道的正常湿润度。

　　秋天很干燥，新妈妈要禁食辛辣食物，如葱、姜、大蒜、辣椒等，否则容易引起便秘、痔疮等，还可能通过乳汁影响宝宝的肠胃功能。

住 稍微开窗通风是可以的，但要注意不能让风直接吹头，特别要避免门窗打开的穿堂风，可以将一个方向的门窗打开，将对面门窗关闭。

　　秋天如果白天气温较高，室内的温度也会上升，如果温度在 25~26℃，可不必开空调，注意保持室内空气清新就可以了；如果气温高于 28℃，就应开窗通风或短时开空调以便使室温合适。

　　此外，秋天不仅干燥，而且灰尘较多，这时需要在屋里安置加湿器，加湿的同时还可净化空气。

洗 秋季洗澡时，新妈妈除了注意防止风邪侵入外，还要特别注意浴室温度和水温不能过高，以免导致新妈妈因过热虚脱。

行 秋天是户外活动的黄金时节。新妈妈可根据自己身体的恢复情况，适当到户外活动一下筋骨，增强机体的抗病能力。新妈妈如果到室外去，要记得戴顶薄帽，以免受风感冒。

冬季坐月子

相对来说，冬天坐月子要比夏天舒服一些。北方的冬季虽然天气寒冷，但是室内一般都有取暖的设施。南方的气候温和，室内外温差不是很大，但室内温度可能比北方还低，那就需要借助一些取暖设施了。

衣 可以根据室内的温度选择厚薄适宜的衣服，一般情况下，最舒适的就是宽松的棉质睡衣套装，分上衣、裤子的那种款式。冬天在家里可以穿平底柔软的棉拖鞋，最好穿双棉袜，以免脚跟受凉，从而引发腹泻或腹部不适等。

食 冬季坐月子的新妈妈宜温补，可适量服用姜汤、姜醋，以使新妈妈血液畅通、驱散风寒，也能减少感冒和发病的概率。一般的月子食材都具有温补作用，如猪蹄、胡萝卜、牛羊肉、土豆、油菜、鱼、奶、蛋等，冬季坐月子的新妈妈都可以食用。

住 室温一般在22~24℃为宜。除了温度，也要注意房间的湿度，室内湿度以55%~65%为宜，不可过干或过湿。

冬天，开窗通风换气很重要，每天至少要保证开窗透气两次，每次15分钟左右，以更新屋内的空气。

洗 冬季坐月子的新妈妈，最好在分娩1周后再洗澡。洗澡之前，最好先打开浴霸，将室内温度调整至26℃后再进入。洗澡时，特别要注意水温适宜，最好在37℃左右或稍热一点。

冬天沐浴需要特别注意密室避风，严防风寒乘虚而入。冬天洗浴时间不要过长，以5~10分钟为宜。沐浴时避免大汗淋漓，因为出汗太多易引起头昏、晕闷、恶心欲吐等。

行 月子期间不宜外出，但是在室内适当的运动还是有必要的。早下床活动有利于子宫的恢复，也便于恶露的迅速排出，还能减少便秘。所以，自然分娩后24小时就可以下床活动了，每天至少活动半个小时。

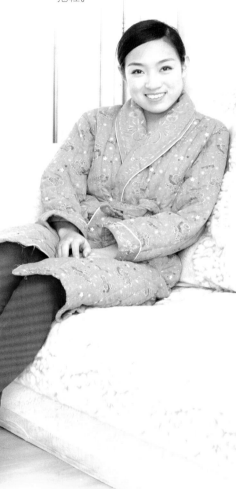

新妈妈尤其要注意足部的保暖，最好穿带后跟的棉拖鞋。

目录

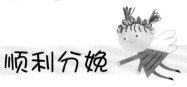

顺利分娩

科学坐月子

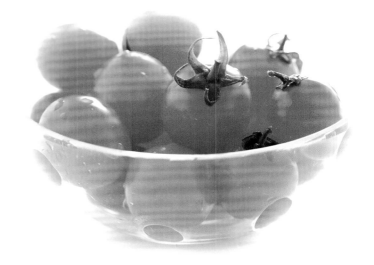

坐月子怎么吃

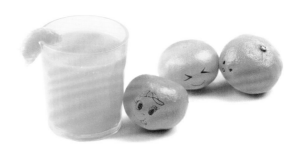

最有效的下奶食谱

剖宫产妈妈的饮食调理

健康月子餐

产后瘦身

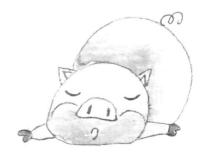

产后美容与保养

照顾新生儿

附录

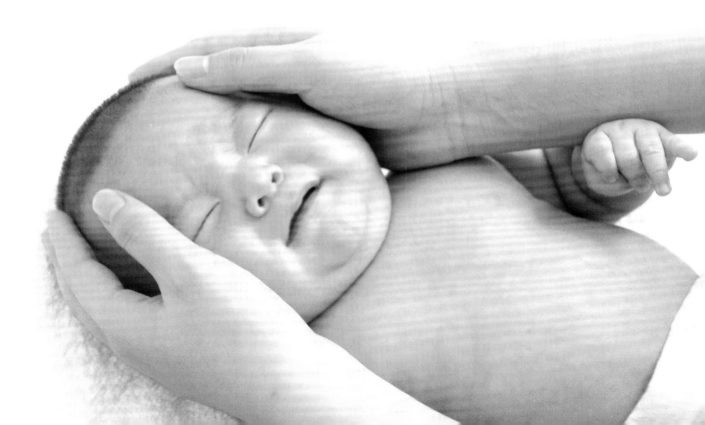

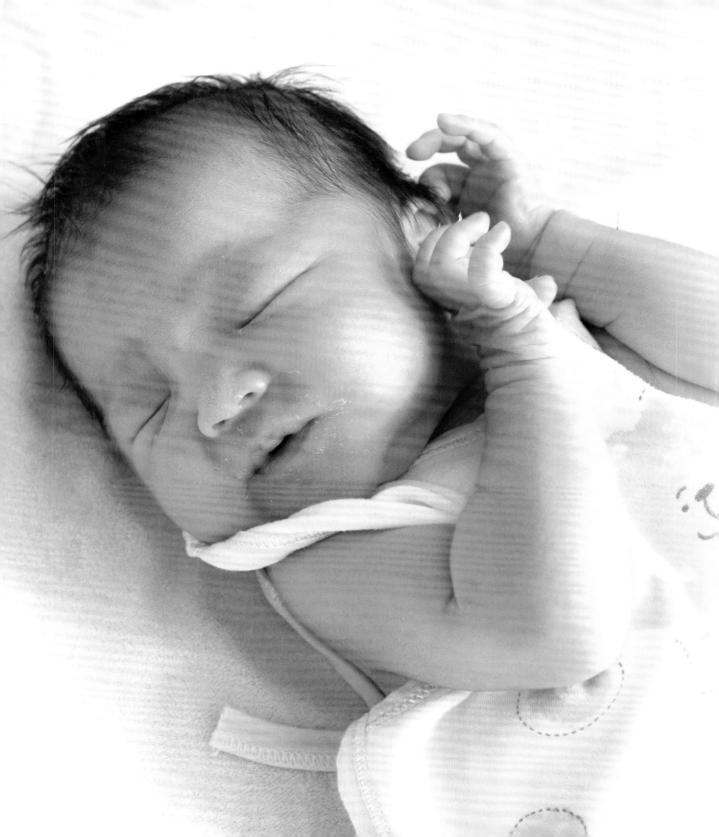

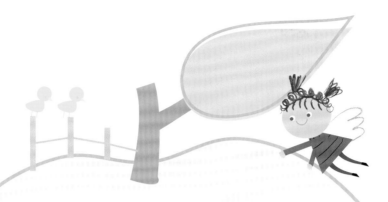

顺利分娩

十月怀胎只为一朝分娩。分娩，让孕妈妈憧憬又望而却步。其实，分娩是一个正常、自然的生理活动，孕妈妈只要了解在分娩的每一个过程中需要做什么，从而积极地配合医生就可以了。孕妈妈只要想到马上就要见到宝宝了，那种迫不及待的感觉是幸福和美妙的。相信自己，相信宝宝，你们母子定会齐心协力成功完成这个伟大的任务。

分娩前的准备

　　宝宝就要降临了，全家都在忐忑不安地等待着，孕妈妈此时需要做的就是尽量休息，以保持体力。准爸爸也要做好最后的准备工作，再次确认待产包、去医院的路线等相关事宜。

选择医院

　　一般来说，从怀孕开始到分娩，最好选择同一家医院，这样在分娩的时候医生能更好地了解产妇的身体状况，更利于医生工作。但是也有些孕妈妈分娩会选择和怀孕产检时不一样的医院，主要出于以下两方面的原因：

　　一是身在外地的孕妈妈想回家乡分娩、坐月子，这就需要在家乡重新选择医院。此时要选择口碑好、实力强的综合性医院或专科医院，而且最好提前一段时间就把怀孕期间做的产检单据等向新医院出示，以便医生提前了解你的身体状况，保证顺利分娩。

　　另一种情况是因为产检医院不能提供孕妈妈想选择的分娩方式。比如有些医院不能开展无痛分娩、导乐分娩等。另外，有些医院是母婴分室，有些医院是母婴同室，这也是孕妈妈临时更换医院的重要原因之一。不管哪种情况，孕妈妈和家人都要早做打算，尽早确定好要更换的医院。

何时去医院最合适

　　很多孕妈妈由于过分担心，只要一出现不适就马上去医院，劳力又劳心。其实，孕妈妈在出现以下征兆后再入院比较合适。

❶ 子宫收缩增强。当宫缩间歇由时间较长，转入逐渐缩短，而宫缩持续时间逐渐增长，且强度不断增加时，应赶紧入院。

❷ 尿频。孕妈妈本来就比正常人的小便次数多，间隔时间短，但在临产前会突然感觉到离不开厕所，这说明宝宝头部已经入盆，即将临产了，应立即入院。

❸ 见红。分娩前 24 小时内，50% 的孕妈妈常有一些带血的黏液性分泌物从阴道排出，称"见红"，这是分娩即将开始的一个可靠征兆，应立即入院。

提前选好去医院的路线

　　应提前选好去医院的路线及要乘坐的交通工具，最好预先演练一下去医院的路程和时间。考虑到孕妈妈临产可能会在任何时间包括上下班高峰期，所以最好寻找一条备用路线，以便当首选路线堵塞时能有另外一条路供选择，尽快到达医院。

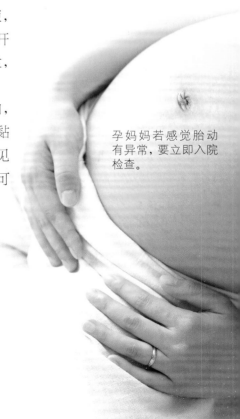

孕妈妈若感觉胎动有异常，要立即入院检查。

分娩前保证充足的休息

孕妈妈与其在忐忑和焦虑中等待分娩的到来，不如在分娩前做些身体准备。

❶ 保持充足的睡眠，以保证分娩时体力充沛。

❷ 临近预产期的孕妈妈应尽量不要外出或旅行，但也不要整天卧床休息，轻微的、力所能及的运动还是有好处的。

❸ 保持身体的清洁。由于孕妈妈产后不能马上洗澡，因此，住院之前应洗一次澡，以保持身体的清洁。如果是到公共浴室去，必须有人陪伴，以免发生意外。

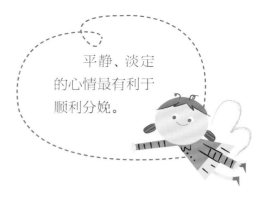

平静、淡定的心情最有利于顺利分娩。

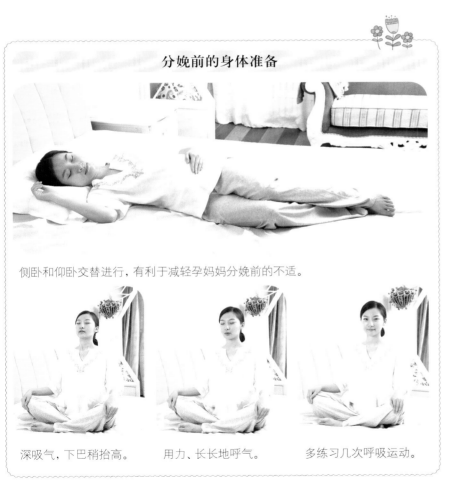

分娩前的身体准备

侧卧和仰卧交替进行，有利于减轻孕妈妈分娩前的不适。

深吸气，下巴稍抬高。 　　用力、长长地呼气。 　　多练习几次呼吸运动。

顺产前要吃饱喝足

分娩是一项体力活儿，准备自然分娩的孕妈妈一定要让自己吃饱吃好，为分娩准备足够的能量。可准备一些易消化吸收、少渣、可口味鲜的食物，如面条鸡蛋汤、面条排骨汤、牛奶、酸奶、巧克力等食物，同时注意补充水分。相反，如果吃不好睡不好，紧张焦虑，容易导致疲劳，将可能引起宫缩乏力、难产、产后出血等危险情况。

剖宫产前一天应禁食

如果孕妈妈是有计划实施剖宫产，手术前要做一系列检查，以确定孕妈妈和胎宝宝的健康状况。手术前一天，晚餐要清淡，午夜 12 点以后不要吃东西，以保证肠道清洁，减少术中感染。手术前 6~8 小时不要喝水，以免麻醉后呕吐，引起误吸。

准备待产包

小宝宝马上就要到来了，没有准备待产包的准爸爸一定要抓紧时间，火速购置，已经准备了待产包的准爸爸也要再次检查一下，以便及时查漏补缺。

待产包什么时候准备

怀孕六七个月的时候准备待产包是最合适的，不仅时间充裕，而且胎宝宝情况稳定，孕妈妈有较好的体力和精力挑选母婴用品。如果是孕晚期准备待产包，孕妈妈行动不便，就需要准爸爸多辛苦些了，一定要在入院前将待产包准备齐全。

待产包准备什么，准备多少

很多医院会提供部分母婴用品，所以，最好事先向准备分娩的医院了解一下，以免重复。也可以向刚刚生过宝宝的新妈妈请教，她们的经验往往最实用、有效。

一般用品不宜大量采购，尤其是配方奶，在不确定新妈妈是否乳汁充足的时候，最好先少买一点，以免浪费。另外，宝宝长得很快，衣服随季节的变化准备两三套就可以了。

待产包如何放置

准爸爸要将新妈妈和小宝宝的用品按照衣服、洗漱、餐具、证件等分别放置在不同的袋子里，然后再一起放入一个大包，这样使用时就不需要大范围翻找了。一旦孕妈妈有临产征兆，拎包就走，方便快捷。

妈妈用

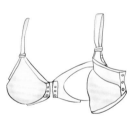

哺乳式文胸

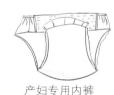

产妇专用内裤

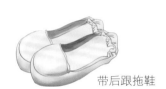

带后跟拖鞋

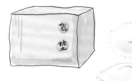

防溢乳垫

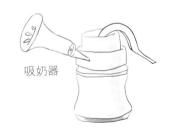

吸奶器

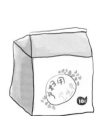

产妇专用卫生巾

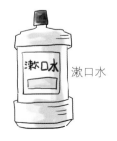

漱口水

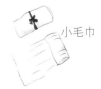

小毛巾

待产包清单

下面提供的这份待产包清单，可以给准爸爸和孕妈妈当做参考。如果新妈妈住院期间，发现有缺失的物品，可以随时让家人去购买，不必过分担忧。

妈妈用品

梳洗用具：牙膏、牙刷、漱口水、漱口杯、香皂、洗面奶、毛巾3条（擦脸、身体和下身）、擦洗乳房的方巾2条、小脸盆2个。

特殊衣物：大号棉内裤3条、哺乳式文胸2件、防溢乳垫、便于哺乳的前扣式睡衣、束腹带、产妇垫巾、特殊或加长加大卫生巾、面巾纸、保暖的拖鞋（最好要带后跟）。

个人餐具：水杯、汤匙、饭盆、吸管。

方便食品：准备一些巧克力或饼干，饿了随时吃。

医疗文件：户口本或身份证（夫妻双方）、医疗保险卡或生育保险卡、有关病历、住院押金等。

其他用品：吸奶器、手机、照相机、充电器等。

宝宝用品

喂养用品：奶瓶、奶瓶刷、配方奶（小袋即可，以防母乳不足）、小勺。

婴儿护肤：婴儿爽身粉、婴儿护臀霜、婴儿湿巾、最小号纸尿裤或棉质尿布、隔尿垫、婴儿专用棉签。

服装用品："和尚领"内衣、连体服、护脐带、小袜子、婴儿帽、出院时需穿的衣服和抱被（根据季节准备）。

宝宝用

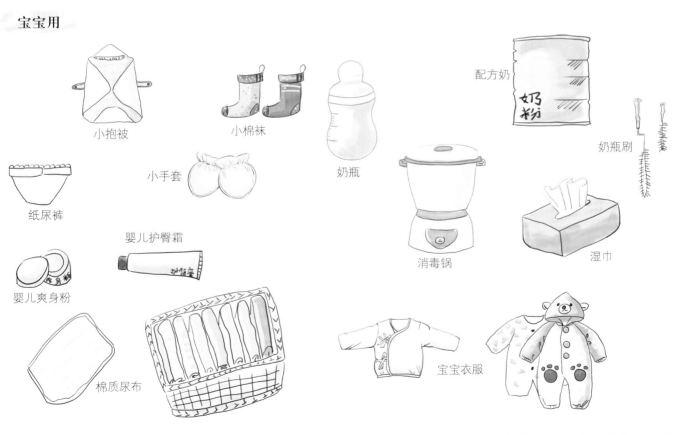

小抱被　　小棉袜　　奶瓶　　配方奶　　奶瓶刷

纸尿裤　　小手套

婴儿爽身粉　　婴儿护臀霜　　消毒锅　　湿巾

棉质尿布　　宝宝衣服

选择适合自己的分娩方式

当新妈妈熬过了漫漫的孕期之旅，那激动人心的分娩时刻就要来临！你的宝宝将以怎样的分娩方式降临人间呢？下面我们就给即将荣升为新妈妈和新爸爸的你们介绍几种分娩方式，其实，无论哪种方式，适合自己的就是最好的！

顺产

虽然现在的分娩方式有所不同，但顺产是最理想、最安全的分娩方式，备受孕产专家推崇。如果孕妈妈怀孕期间身体健康、状态良好、胎宝宝发育正常、胎位正，就完全可以选择自然分娩。

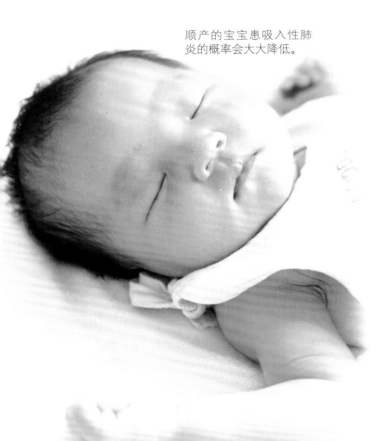

顺产的宝宝患吸入性肺炎的概率会大大降低。

顺产的优点

❶ 对宝宝来说：自然分娩时，由于受产道的挤压，使胎宝宝气道的大部分液体被挤出，为出生后气体顺利进入气道创造了有利条件。同时，自然分娩也有助于胎宝宝剩余肺液的清除和吸收。这一过程能大大减少新生儿吸入性肺炎的发生率。另外，自然分娩的宝宝在经产道时会吸附妈妈产道的正常细菌，从而在身体内形成正常菌群，对宝宝免疫系统发育非常重要。

❷ 对新妈妈来说：顺产的新妈妈恢复快，当天就可以下床，饮食上禁忌较少。即便是会阴侧切的新妈妈，伤口恢复也很快，而且在自然分娩的过程中，体内会分泌出一种名为"催产素"的物质，能促进乳汁分泌，尽早享受哺乳的美妙。

顺产的不足

自然分娩作为人类繁衍最自然的方式，具有很多优势，但并不是所有的新妈妈都适合顺产。最常见的就是产妇患有严重疾病、胎位有问题、胎儿宫内缺氧、脐带多层绕颈等，此时就要考虑剖宫产了。

自然分娩非常考验产妇的耐力和意志力，有时会因产程延长、产力消失而无法坚持，情况危急时就需要改用剖宫产。

顺产时如何用力

新妈妈学习一下在分娩中如何用力，会起到事半功倍的作用。不然，如果用力不当，不仅消耗体力，影响产程，也容易让自己和宝宝受伤。

第一产程：第一产程持续时间最长，一般为 2~9 个小时。其主要任务就是宫口开全，直至扩张到可以让胎宝宝的头通过阴道。宫缩间隔时间会越来越短，持续时间越来越长，强度也随之增加。

应对方法：

❶ 在每两次宫缩之间休息，保持体力。

❷ 随着宫缩吸气和呼气。宫缩一开始就深呼吸一口气，缓慢有节奏地从鼻子吸气，然后从嘴巴吐出。宫缩结束时，再次深呼吸，释放全身的紧张。

❸ 不断变换姿势，只要你感觉舒服就可以。

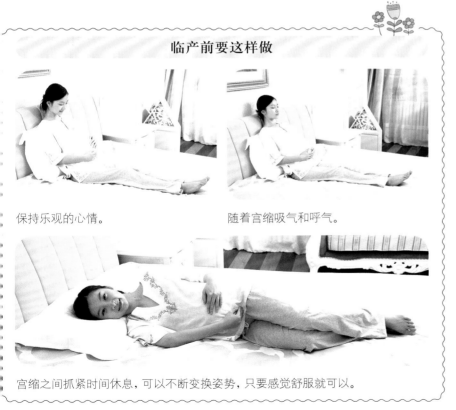

临产前要这样做

保持乐观的心情。

随着宫缩吸气和呼气。

宫缩之间抓紧时间休息，可以不断变换姿势，只要感觉舒服就可以。

第二产程：宫口开全意味着进入第二产程，当子宫颈全开，宝宝的头就会开始下降进入产道了，这时会让你产生用力的冲动，你可以根据自己身体的感觉来用力，也可以在医生的指导下用力。而胎儿娩出则意味着第二产程的结束。

应对方法：

❶ 最好遵从自己身体的本能，短暂、多次用力，既可节省体力，也比较有效。一般五六秒用力一次，每次宫缩用力三四次，在连续地使尽力气用力推出之后，把肺里的空气全部吐出来，接着再及时吸气，准备下一次用力。

❷ 在两次用力之间充分休息，还可吃点易消化的食物，或者听听熟悉的音乐，尽可能使身体放松。

第三产程：看到宝宝娩出，你可能就兴奋得顾不得其他的事情了。但是别忘了只有第三产程娩出胎盘，整个分娩才会随之结束。这个过程可能需要 5~30 分钟。

应对方法：

在收缩娩出胎盘的时候，你会感觉到像抽筋一样，这比起先前的疼痛简直是不足一提。子宫会继续收缩，让宝宝吸吮你的乳头，这种刺激也会帮助子宫快速收缩。

剖宫产

剖宫产是指婴儿经腹壁和子宫的切口分娩出来。但若不是必须进行剖宫产，还是应该选择自然分娩。一般如果计划剖宫产，需要提前预约日期，并且提前一天入院。

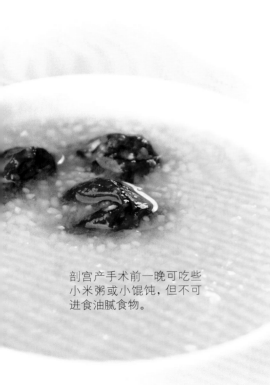

剖宫产手术前一晚可吃些小米粥或小馄饨，但不可进食油腻食物。

剖宫产的优点

❶ 由于某种原因，绝对不可能从阴道分娩时，施行剖宫产可以挽救母婴的生命。

❷ 如果是选择性剖宫产，于宫缩尚未开始前就已施行手术，可以免去产妇遭受阵痛之苦。

❸ 如果新妈妈腹腔内有其他疾病时，如合并卵巢肿瘤或浆膜下子宫肌瘤，均可在剖宫产手术时同时切除。

❹ 剖宫产更适合生产多胞胎的情况。

剖宫产的不足

❶ 剖宫产对母体的精神和肉体上都是个创伤，术后子宫及全身的恢复都比自然分娩慢。而且本身作为一个手术，就有相应的危险性，所以没有明显手术指征尽量不要采用。

❷ 手术麻醉意外虽极少发生，但也有可能发生，手术时还可能发生大出血及副损伤。

❸ 术后可能发生泌尿、心血管、呼吸等系统合并症，还有可能发生子宫切口愈合不良、肠粘连或子宫内膜异位症等。

❹ 再次妊娠和分娩时，有可能从原子宫切口处裂开，而发生子宫破裂。

❺ 剖宫产出生的新生儿，可能发生呼吸窘迫综合征，且患吸入性肺炎的概率较高，并且全身协调及免疫力都不如顺产的宝宝好。

剖宫产的程序

❶ 手术前的 8~12 小时禁止吃任何东西，在手术前一晚只能吃清淡的食物。

❷ 需要抽血化验和尿液检查。

❸ 护士为你备皮以方便手术进行。

❹ 让家属签署手术同意书和麻醉的同意书。

❺ 由护士给你插入导尿管以排空膀胱。

❻ 送进手术室。有的医院不允许家属进入手术室，有的医院可能允许。

无痛分娩

　　无痛分娩确切地说是分娩镇痛，分为非药物性镇痛即精神性无痛分娩和药物性镇痛两大类。硬膜外阻滞感觉神经这种镇痛方法是目前采用最广泛的一种无痛分娩方式。

　　硬膜外无痛分娩，是在产妇腰部的硬膜外腔注入一些镇痛药和小剂量的麻醉药，并持续少量地释放，只阻断较粗的感觉神经，不阻断运动神经，从而影响感觉神经对痛觉的传递，最大程度地减轻疼痛。使用过程中，产妇可根据情况自行按钮给药，基本感觉不到疼痛，是镇痛效果最好的一种方法。

无痛分娩的优势

　　硬膜外无痛分娩，效果理想，也不会影响产妇、难产妇肌肉张力，产妇仍能主动配合，缩短产程，不增加产后出血量。对高血压病人还有降压作用，而且，经无痛分娩产出的新生儿阿氏评分，也与自然分娩的新生儿无差异。

无痛分娩的不足

　　一般来说，硬膜外镇痛是比较安全的，那些对疼痛较为敏感的孕妈妈可以进行这种分娩方式。但是如果有产前出血、低血压、凝血功能障碍、腰背部皮肤感染、心脏病、胎位不正、前置胎盘等情况的孕妈妈则不能采用。

无痛分娩的顾虑

　　有些产妇担心麻醉药会对宝宝产生影响。其实，一般剂量的药物，对胎宝宝呼吸和长期的神经行为无大影响，还能减少胎宝宝缺氧的危险。但大剂量使用时，有可能造成麻醉药在胎宝宝体内聚积，导致新生儿出生后几天内暂时性活动迟缓。如果脊椎管内镇痛平面过高，会使产妇血压降低，影响胎盘血流，有可能导致胎宝宝在子宫里缺血、缺氧。但因为手术中麻醉药的用药剂量非常小，大约只是剖宫产的 1/5，所以一般不会对胎宝宝造成影响。

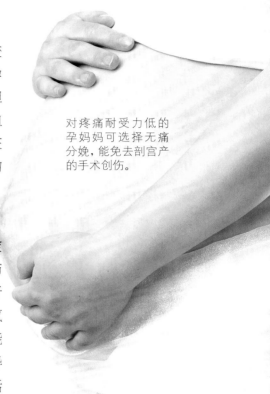

对疼痛耐受力低的孕妈妈可选择无痛分娩，能免去剖宫产的手术创伤。

水中分娩

水中分娩，顾名思义，就是在水里生宝宝。其定义是：新生儿娩出时完全浸没在水中。在此过程中新生儿的头部必须是完全浸没在水中直到身体全部在水下娩出，随后立即将新生儿抱出水面。水中分娩只是顺产的一种方式，给产妇多了一种自然分娩方式的选择。

水中分娩的优势

水中分娩可以有效缓解产妇的阵痛，因为泡在温水里，人的身心一般会比较镇静放松。水的浮力让产妇肌肉松弛，有利于子宫收缩，加速产程，缩短分娩时间，客观上起到了降低剖宫产率的结果。对新生儿来说，水中的状态与在母体内泡在羊水里的感觉很类似，可以形成感觉的过渡。

水中分娩的不足

水中分娩是一种回归自然的分娩方法，但并不是所有人都可以进行水中分娩。那些患有某些严重疾病，并且具有流产史的产妇建议不要采用水中分娩；胎儿体重超过3500克或者是双胞胎、胎位不正的产妇也不适合这种分娩方式。而且宝宝娩出后没有及时抱出水面，有可能会造成呛水。

体重在3200~3500克之间，并且是头位的胎宝宝，较适合在水中分娩。

导乐分娩

导乐分娩是自然分娩的一种方式，只不过在分娩过程中雇请一名有过生产经历、有丰富产科知识的专业人员陪伴分娩全程，并及时提供心理、生理上的专业指导，这些专业人员被称为"导乐"。

导乐分娩的优势

因为导乐都是由产科的医生担任，有多年的接生经验、专业的医学知识，能够根据产妇个体差异化需求，提供一对一全程陪伴服务，更大程度地保障母婴的安全，让产妇安心、舒适地度过产程。

导乐可以很好地树立起产妇自然分娩的信心，还能采用适宜技术，有效降低产妇分娩疼痛，进而减少产妇分娩痛苦。

导乐分娩的不足

目前，国内进行专业导乐培训的机构很少，导乐师作为国内新型职业尚待规范和完善。另外，能够开展导乐分娩的医院较少，有些孕妈妈做孕期产检的医院不能提供导乐分娩服务。

特殊妊娠的分娩

怀有双胞胎的孕妈妈和二胎孕妈妈对分娩有着更多的担忧和顾虑，下面我们就给这些特殊孕妈妈的分娩给予照护和指导，让她们免去后顾之忧，安心分娩。

双胞胎分娩

双胞胎孕妈妈完全可以自然分娩，一般情况下，只要双胎中的一个为头位或者都为头位时，就可以采用自然分娩。但是，当前国内外许多产科医生和新生儿科医生都认为，多胎妊娠施行剖宫产术是最佳的分娩方式。美国目前的双胎剖宫产率是 44%，而三胎或三胎以上都应进行剖宫产。而且多胎妊娠在孕期容易出现子宫收缩不良、妊娠高血压综合征、贫血等很多并发症。所以，如果有下面的剖宫产特征，为了母子的安全，也需要进行剖宫产。

❶ 孕妈妈有重度妊娠高血压综合征，前置胎盘，较重的心、肺、肝、肾等合并症者。

❷ 三胎及三胎以上者应行剖宫产。

❸ 估计胎儿体重小于 1500 克或大于 3000 克。

❹ 胎位不正时，如为非头位时，以剖宫产为宜。

❺ 具有单胎妊娠所具有的任一剖宫产特征，如头盆不称等。

二次分娩

一般来说，头胎自然分娩的产妇经过了第一次的怀孕，子宫颈口已经扩张了一次，第二次分娩时子宫收缩比第一次更容易一些，分娩的时间相对要短，再次顺生要轻松一点。但这也不是绝对的，如果第二个宝宝是巨大儿或有其他不利于顺生的情况，也要遵照医生的意见采取其他分娩方式。

剖宫产后再次怀孕的分娩方式

头胎是剖宫产的妈妈再次分娩时，很多都采取剖宫产。其实只要产妇和胎儿情况正常，完全可以选择自然分娩。但如果有胎位不正、宫缩乏力、脐带绕颈、高龄产妇等情况时，还是采用剖宫产比较安全。需要特别提醒新妈妈的是，头胎剖宫产的妈妈再次怀孕至少也要在两年之后，否则容易发生胎盘植入、胎盘粘连、子宫破裂的问题。

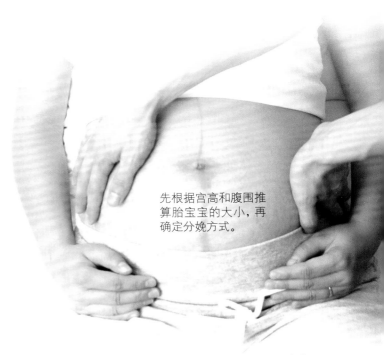

先根据宫高和腹围推算胎宝宝的大小，再确定分娩方式。

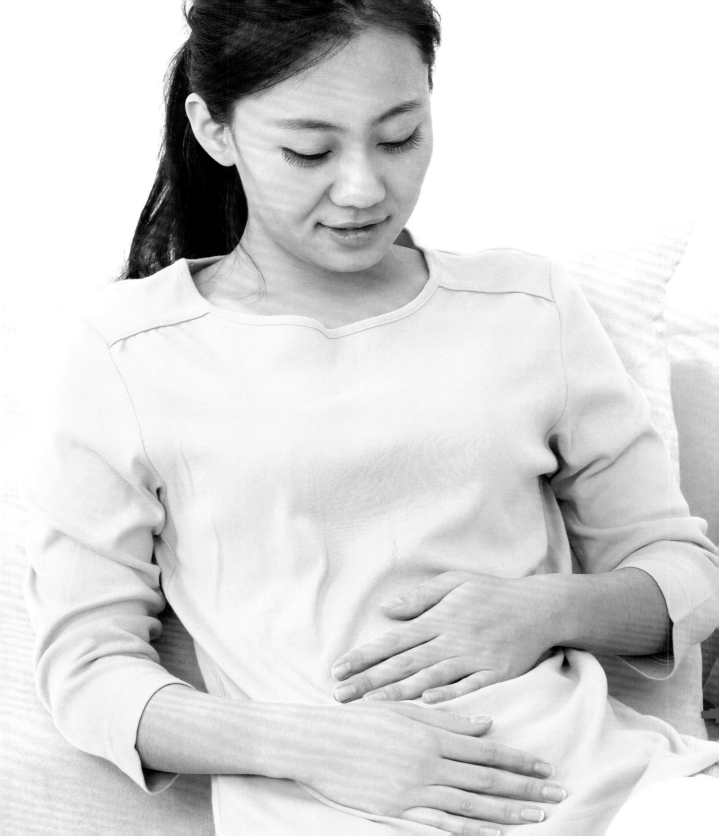

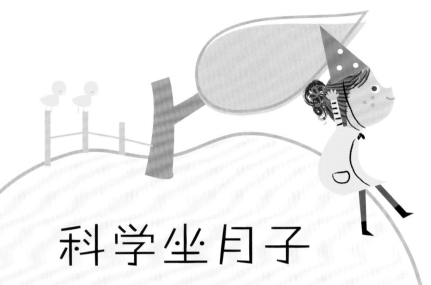

科学坐月子

　　坐月子对于女性的一生都至关重要，不仅关系着新妈妈后半辈子的健康和幸福，而且关系着小宝宝的发育和成长。如果月子期间护理不当，极易给新妈妈的身心健康带来不利影响。新妈妈要想坐一个轻松、健康的月子，就从科学护理开始吧！

关注产后妈妈的身体变化

经历了人生最难忘的分娩，新妈妈的身体也悄然发生着变化，及时了解和关注产后妈妈的身体，可以更好地让新妈妈顺利度过产褥期，预防月子病。

乳房的变化

当孕妈妈升级成为新妈妈后，随着雌激素和孕激素骤降，泌乳素增加，新妈妈的乳房开始充盈、变硬，触之有硬结，随之有乳汁分泌。

产后大多数新妈妈会面临没有乳汁或乳汁过少的尴尬。其实，这是正常的现象，产后头几天，新妈妈的乳汁大多都较少，此时的乳汁称为初乳，新妈妈一定要哺喂给宝宝。产后 7 天内，新妈妈一定不要着急喝催乳汤，那会导致乳管堵塞从而引起乳房胀痛。产后半月，乳房开始变得比较饱满，肿胀感也在减退，清淡的乳汁渐渐浓稠起来。此时要勤给宝宝喂奶，让宝宝尽量把乳房里的乳汁吃干净。同时要讲究戴文胸，注意乳房卫生，防止发生感染。

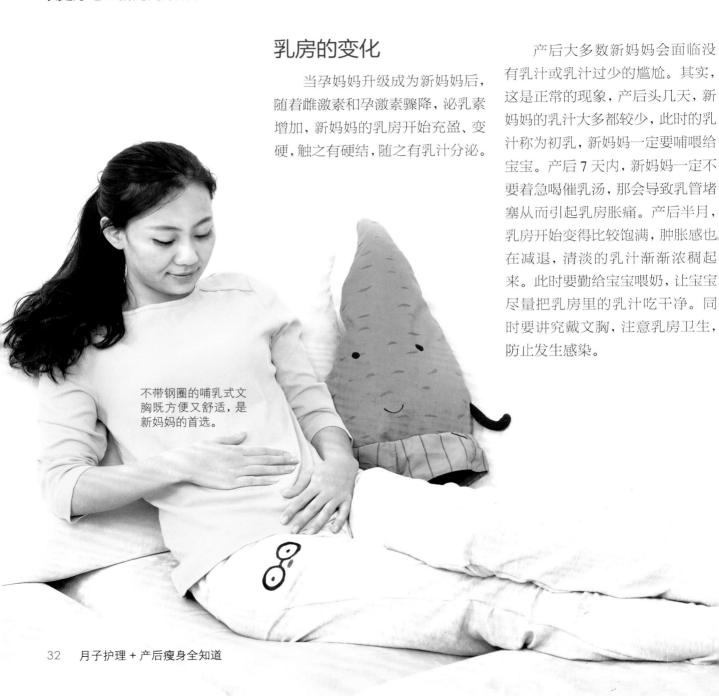

不带钢圈的哺乳式文胸既方便又舒适，是新妈妈的首选。

子宫的变化

在分娩刚刚结束时，因子宫颈充血、水肿，会变得非常柔软，子宫颈壁也很薄，1周之后才会恢复到原来的形状。产后第2周时子宫颈内口会慢慢关闭。产后第3周，子宫基本收缩完成，已回复到骨盆内的位置，最重要的是子宫内的积血快完全排出了，此时雌激素的分泌将会特别活跃，子宫的功能变得比怀孕前更好。此时，新妈妈应该坚持做些产褥体操，以促进子宫、腹肌、阴道、盆底肌的恢复。到第5周的时候，顺产的新妈妈子宫已经完全恢复到产前大小，剖宫产的新妈妈可能会比顺产的新妈妈恢复稍晚一些。到产后第6周的时候，新妈妈的子宫内膜已经完全复原，子宫体积已经慢慢收缩到原来的大小，子宫已经无法摸到。

皮肤和腹部的变化

由于产后雌激素和孕激素水平下降，新妈妈的面部易出现黄褐斑。怀孕期，很多孕妈妈的皮肤上会出现不同程度的色素沉着，易出现妊娠纹。产后，下腹正中线的色素沉着会逐渐消失，但是，腹部、臀部出现的紫红色妊娠纹可能会变成永久性的银白色旧妊娠纹。

此外，腹部皮肤由于受妊娠期子宫膨胀的影响，弹力纤维断裂，腹肌呈不同程度分离，变得松弛起来，在月子期结束后会有些许好转，此时就需要有针对性的锻炼才能完全恢复孕前平滑紧绷的样子。

外阴和阴道的变化

顺产妈妈的外阴，因分娩压迫、撕裂而产生水肿、疼痛，这些症状在产后数日即会消失。做过会阴侧切术的新妈妈需要注意会阴部的护理，保持会阴部的清洁和干燥，避免伤口感染。

分娩造成阴道腔扩大，阴道壁松弛且肌张力低下，产后新妈妈的阴道腔逐渐缩小，阴道壁肌张力逐渐恢复。产后需要及时通过一些锻炼来加强弹性的恢复，促进阴道紧实。

内分泌系统的变化

分娩后，新妈妈的内分泌系统会有相应的变化。一般来说，未哺乳的新妈妈平均产后10周左右可恢复排卵，哺乳新妈妈可在4~6个月恢复排卵。恢复月经较晚者，在首次月经前多有排卵。其实，新妈妈内分泌系统的变化是很微妙的，

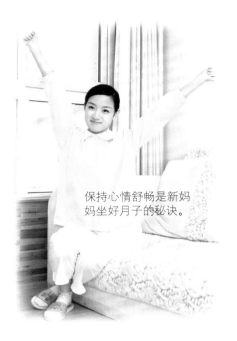

保持心情舒畅是新妈妈坐好月子的秘诀。

还受精神因素的影响，所以新妈妈应保持精神愉快，使内分泌系统能够尽快正常运转。

泌尿系统的变化

在孕期，由于体内滞留了大量水分，所以产褥初期新妈妈尿量明显增多。但由于经过分娩，新妈妈的膀胱受到压迫从而使黏膜发生水肿、充血和肌张力降低，再加上会阴部疼痛，极易导致尿潴留而造成感染。所以，产后一定要鼓励新妈妈尽快小便。如果新妈妈一直排不出小便，则需要尽快就诊。

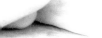

月子里的生活细节

新妈妈最好提前了解下产后的注意事项，把握好对待传统坐月子禁忌的尺度，科学地安排产后的生活事项，调理身心健康，坐一个愉快、舒心的月子。

产后不要马上熟睡

经历难忘的分娩后，看到心爱的宝宝，不少新妈妈都会感到非常满足，强烈的疲劳感袭来，真想痛痛快快地睡一觉，但是专家建议，产后不宜立即熟睡，应当取半坐卧位闭目养神。其目的在于消除疲劳、安定神志、缓解紧张情绪等，半坐卧还能使气血下行，有利于恶露的排出。新妈妈可进行简单的腹部按摩，有助于子宫恢复。

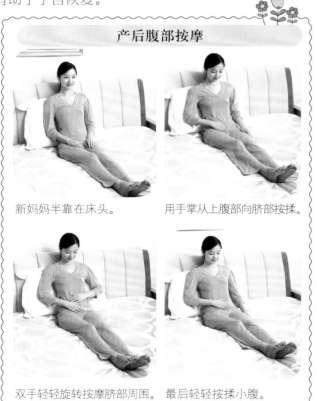

产后腹部按摩

新妈妈半靠在床头。　　用手掌从上腹部向脐部按揉。

双手轻轻旋转按摩脐部周围。　最后轻轻按揉小腹。

分娩过后最需要的就是安静

当宝宝平安降生后，新妈妈最想要的就是一个安静的环境闭目养神，等宝宝洗干净收拾妥当，还要给宝宝进行第一次哺乳。如果周围人来人往，声音嘈杂，新妈妈会觉得心烦意乱，虚弱的身体得不到充分的休息，势必会影响身心的进一步调养和恢复。

24 小时密切关注出血量

产后出血是非常严重的，如果处理不及时会危及新妈妈的生命。医护人员和家人要在产后 24 小时内密切关注新妈妈的出血量。一般和月经量差不多或略多。若产后 24 小时内阴道出血量达到或超过 500 毫升，则称为产后出血，这是产科危症之一，要特别重视。其原因与子宫收缩乏力、胎盘有残留、产道损伤等情况有关。一旦发现新妈妈阴道出血异常，一定要及时请医生诊断。

积极预防产褥感染

产褥感染轻则影响新妈妈的健康、延长产后恢复时间，重则危及生命，因此必须做好预防工作。应积极治疗急性外阴炎、阴道炎及宫颈炎，避免胎膜早破、滞产、产道损伤及产后出血。接生时避免不必要的阴道检查及肛诊。注意产后卫生，保持外阴清洁，尽量早些下床活动，以使恶露尽早排除。

产后大量出汗如何护理

新妈妈分娩后一般都会大量出汗，这种情况大概会持续 2 周左右，不必太担心。大量出汗与孕期血容量增加、分娩时消耗大量体力有关。

新妈妈大量出汗，就需要适当饮水，补充体液，还要注意皮肤清洁。穿衣服要适当，如果穿得太厚，会妨碍汗液排出，穿得太少又容易感冒，应该与平时相似，不感觉寒冷或闷热即可。还要保持室内空气流通、室温适当。

重视血性恶露不尽

产后新妈妈要格外关注恶露的变化，这是产后恢复的一个重要指征。正常恶露一般持续 2~4 周。剖宫产比通过阴道分娩排出的恶露要少些，但如果血性恶露持续 2 周以上、量多或为脓性、有臭味，可能出现了细菌感染，要及时到医院检查；如果伴有大量出血，子宫大而软，则显示子宫可能恢复不良，也需马上就诊。新妈妈可以通过以下方法尽快排出恶露：

❶ 食用猪肝、红糖均有助于排出恶露。

❷ 大小便后用温水冲洗会阴，擦拭时务必记住由前往后擦拭或直接按压拭干。

❸ 冲洗时水流不可太强或过于用力冲洗，否则会造成保护膜破裂。

❹ 建议采用卫生护垫，不宜用棉球，刚开始约 1 小时更换一次，之后两三个小时更换一次即可。更换卫生护垫时，由前向后拿掉，以防细菌污染阴道。

产褥期体温略高正常吗

新妈妈在产后一定要定时量体温，如果发现体温超过 38℃ 就要当心。分娩之后的 24 小时内，由于过度疲劳，可能会发烧到 37.5~38℃，但这以后，体温都应该恢复正常。如有发烧，必须查清原因，适当处理。

个别新妈妈乳胀也可能引起发烧，但随着奶汁排出，体温会降下来。而病理性发烧有可能是感染了产褥热，若延误可能导致腹膜炎、败血症等疾病。

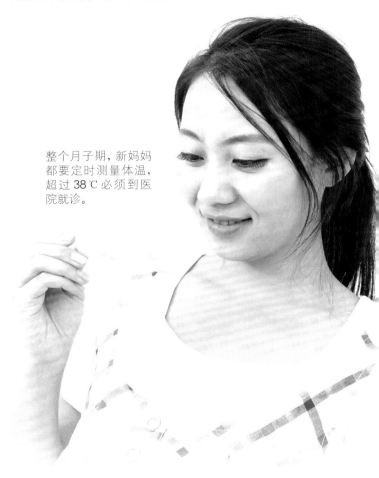

整个月子期，新妈妈都要定时测量体温，超过 38℃ 必须到医院就诊。

产后什么时候可以洗澡

一般认为，自然分娩的新妈妈分娩后 7 天便可以洗澡了，以选用淋浴为佳。由于产后前几日，新妈妈身体虚弱，不宜立即开始淋浴，可以进行简单的擦浴，但绝不能盆浴，以免引起生殖道感染。

会阴侧切和剖宫产的新妈妈应该视伤口的恢复情况选择洗澡的时间，如果伤口愈合得较好，产后第 3 周就可以淋浴了。

新妈妈淋浴的时间不要超过 10 分钟，洗澡前应避免空腹，防止发生低血糖，引起头晕等不适。室温恒定在 25~28℃ 为宜。洗完后要尽快擦干头发和身体，穿好衣服，以免受凉。

需要提醒新妈妈的是，如果平时体质较差，就不宜勉强过早淋浴，可改为擦浴。

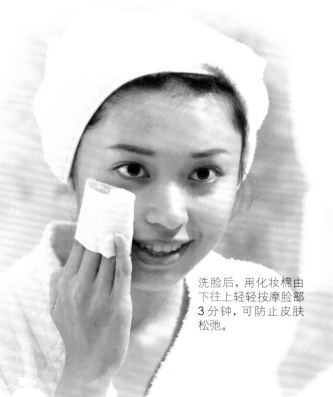

洗脸后，用化妆棉由下往上轻轻按摩脸部 3 分钟，可防止皮肤松弛。

产后洗头好处多

新妈妈千万不要被"月子不能洗头"的旧习俗所束缚，产后新妈妈新陈代谢较快，汗液增多，会使头皮及头发变得很脏，产生不良气味，新妈妈应按时洗头，保持个人卫生。洗头还可促进头皮的血液循环，增加头发生长所需要的营养物质，避免脱发、发丝断裂或分叉，使头发更密、更亮。但是产后洗头讲究正确的方式和方法：

❶ 洗头时应注意清洗头皮，用手指轻轻按摩头皮。

❷ 洗头的水温一定要适宜，最好在 37℃ 左右。产后头发较油，也容易掉发，因此不要使用太刺激的洗发用品。

❸ 洗完头后及时把头发擦干，并用干毛巾包一下，避免着凉。

❹ 洗完头后，在头发未干时不要扎起头发，也不可马上睡觉，避免湿邪侵入体内，引起头痛、脖子痛。

产后洗脸要用温水

做个美丽的新妈妈就从每天洗脸开始。产后新妈妈洗脸最好用温水，尤其是油性或干性皮肤的新妈妈，因为对油性皮肤者来说，温水能使皮肤的毛细血管扩张、毛孔开放，促进代谢物排出，利于清洁皮肤；干性皮肤的新妈妈用温水可使其避免冷或热对皮肤的刺激。

产后刷牙有讲究

旧习俗说"新妈妈在坐月子时，不能刷牙漱口"，从今天的医学角度来看，这种说法毫无科学根据。坐月子不刷牙、不漱口，会给新妈妈和宝宝的健康带来危害。因为在妊娠期牙齿就已面临很多健康问题，变得脆弱。如果月子期间不刷牙、不漱口，那么口腔内细菌会大量繁殖，食物的残渣经过发酵、产酸，会腐蚀牙齿，导致各种牙病，如龋齿、牙周炎、齿龈脓肿等。但是，新妈妈刷牙、漱口时需要采用以下方法：

❶ 产后前 3 天采用指漱。指漱就是把食指洗净或在食指上缠上纱布，然后把牙膏挤于手上，用手指充当刷头，像正常刷牙一样在牙齿上来回、上下擦拭，最后再用手指按压齿龈数遍。

❷ 产后第 4 天可使用牙刷刷牙。新妈妈最好选用软毛牙刷，使用时不会伤害牙龈。刷牙动作要轻柔，宜采用"竖刷法"。

❸ 刷牙最好用温开水。产后新妈妈身体较虚弱，对寒冷刺激较敏感，宜用温开水刷牙，以防对牙齿及齿龈冷刺激过大。早晚各刷一遍，每次吃完东西要及时漱口。

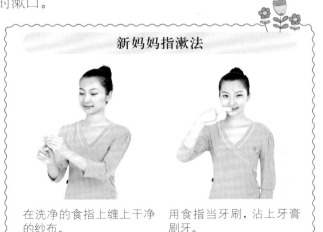

新妈妈指漱法

在洗净的食指上缠上干净的纱布。

用食指当牙刷，沾上牙膏刷牙。

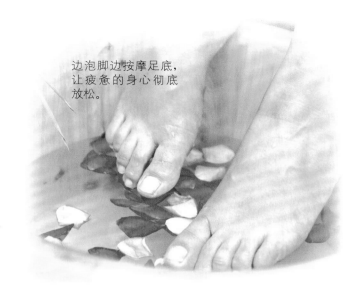

边泡脚边按摩足底，让疲惫的身心彻底放松。

每晚用热水泡脚

每晚舒舒服服地用热水泡泡脚，会缓解新妈妈一天的疲惫。对坐月子的新妈妈来说，热水泡脚既保健又解乏。在经历了分娩过程以后已精疲力尽了，因此每天用热水泡泡脚，对恢复体力、促进血液循环、解除肌肉和神经疲劳大有好处。在泡脚的同时，不断地按摩足趾和足心效果会更好。再次提醒，洗脚绝不能用凉水。

重视会阴部的清洗

分娩后住院期间，护士会每天为新妈妈擦洗会阴2 次。新妈妈出院回家后，也要每日清洗会阴 2 次，大便后加洗 1 次。可用棉球蘸无菌清水或生理盐水，还可用 1/2000 苯扎溴铵溶液擦拭外阴。先擦阴阜和两侧阴唇，按照从前往后擦的顺序，最后擦肛门，一定不可由后往前擦，以免会阴部沾染细菌。

产后穿衣要保暖、宽松、舒适

坐月子期间，新妈妈的衣着要随着气候变化而进行相应的增减调配，穿着应注意以下几点：

❶ 衣着应宽大舒适。很多新妈妈怕产后发胖，体形改变，穿紧身衣服进行束胸，或穿牛仔裤来掩盖已经发胖的身形。这样的衣着不利于血液流畅，特别是乳房受挤压后极易患奶疖。所以产后衣着应该略宽大，贴身衣服以纯棉质地为好。

❷ 注意衣服质地。新妈妈的衣服以棉、麻、丝、羽绒等质地为宜，这些纯天然材料十分柔软、透气性好、吸湿、保暖。

❸ 衣着要厚薄适中。天热最好穿短袖，不要怕暴露肢体，如觉肢体怕风，可穿长袖。夏季应注意防止长痱子或引起中暑；冬季应注意后背和下肢的保暖。

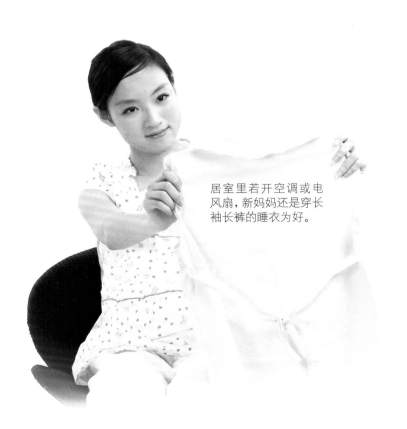

居室里若开空调或电风扇，新妈妈还是穿长袖长裤的睡衣为好。

哺乳期间也要穿文胸

不少新妈妈坐月子时嫌麻烦，经常不穿文胸。其实，文胸能起到支持和扶托乳房的作用，有利于乳房的血液循环。对新妈妈来讲，不仅能使乳汁量增多，而且还可避免乳汁淤积而得乳腺炎。文胸能保护乳头免受擦碰，避免乳房下垂。

新妈妈应根据乳房大小调按文胸的大小和杯罩形状，并保持肩带有一定拉力，将乳房向上托起。文胸应选择透气性好的纯棉布料。可以穿着在胸前有开口的哺乳衫或专为哺乳期设计的文胸。

月子里穿鞋要讲究

多数人认为坐月子期间新妈妈不需要准备鞋，因为大多数时间不出门，只是在家走走。其实坐月子期间穿鞋更应该科学，要注意足部保暖，一定要穿双柔软的棉拖鞋，最好是带脚后跟的，尤其是冬季，如果脚受凉，会引发产后足跟痛或腹部不适，甚至出现腹泻。即便是在室内进行恢复运动，也应该穿柔软的运动鞋或休闲鞋，而不要穿着无后跟拖鞋，更不可穿高跟鞋。

每天至少保证八九个小时的睡眠

生完宝宝后，新妈妈有好多新的任务要完成，如喂奶、换尿片、哄宝宝睡觉……晚上睡个好觉成了一种奢望。一项最新的调查显示，有超过 40% 的新妈妈都会出现睡眠问题。为了自己和宝宝的身体健康，新妈妈必须保证每天的睡眠时间在八九个小时以上。

根据宝宝的生活规律来休息

在月子里，宝宝每两三个小时要吃一次奶，还要勤换尿布，宝宝醒后还可能会哭闹一阵，几乎整夜都需要妈妈的照顾，新妈妈的休息睡眠时间也因此大打折扣。劳累加上睡眠质量下降，导致了很多新妈妈脾气烦躁起来。

一般情况下，新生儿每天大概要睡 15 个小时，而妈妈至少要睡 8 小时。因此新妈妈要根据宝宝的生活规律调整休息时间，当宝宝睡觉的时候，不要管什么时间，只要感觉疲劳，都可以躺下来休息。不要小看这短短的休息时间，它会让你保持充足的精力。

预防产后失眠很重要

过度担心宝宝或其他原因使有些新妈妈常常失眠，这不仅对新妈妈的健康造成危害，还会影响新妈妈泌乳。新妈妈要多吃含维生素高的蔬菜；每晚用热水泡泡脚；睡前喝杯牛奶；适时调理好自己的心情，积极预防产后失眠。

不要睡过软的床

在妊娠期和分娩时，人体分泌一种激素，使生殖道的韧带和关节松弛，有利于产道的充分扩张，从而有助于胎宝宝娩出。分娩后，骨盆尚未恢复，缺乏稳固性，如果新妈妈这时睡太软的席梦思床，左右活动都有阻力，不利于新妈妈翻身坐起，若想起身或翻身，必须格外用力，很容易造成骨盆损伤。建议新妈妈产后最好睡硬板床，如没有硬板床，则选用较硬的弹簧床。

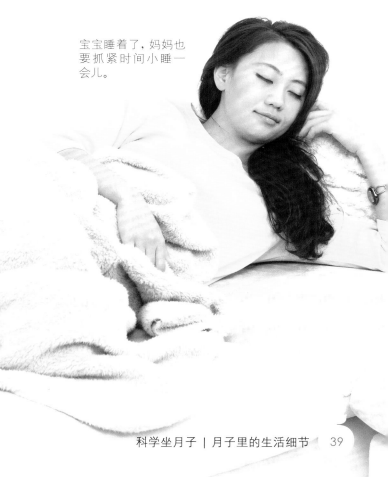

宝宝睡着了，妈妈也要抓紧时间小睡一会儿。

保持温馨、整洁的家居环境

温馨的家居环境会令新妈妈倍感舒畅、愉悦。如果新妈妈和宝宝的房间杂乱无章、空气污浊、喧嚣吵闹，就会使新妈妈的身心健康受到很大影响。因此，产后新妈妈的房间一定要安静、整洁、舒适，才有利于身体康复。

❶ 要选择通透和朝向好的房间。这样，夏天可以避免过热，冬天又能得到最大限度的阳光照射。

❷ 不宜住在潮湿的房间里。由于新妈妈的体质和抵抗力都比较弱，所以居室需要保温、舒适。

❸ 房间采光要明暗适中。最好有多重窗帘等遮挡物随时调节采光。房间通风效果还要好。

❹ 保持卫生间的清洁卫生，随时清除便池的污垢，排出臭气，以免污染室内空气。

❺ 千万不要在房间内吸烟。

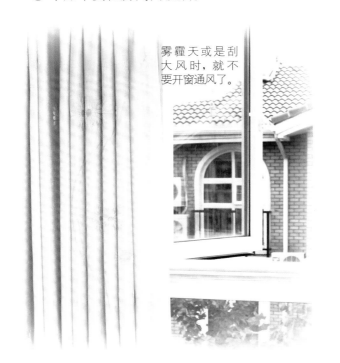

雾霾天或是刮大风时，就不要开窗通风了。

温度、湿度都要适宜

不少新妈妈很关注房间的温度，却忽视了湿度。新妈妈的房间温度最好保持在 20~25℃。冬季应特别注意居室内的空气不能过于干燥，可在室内使用加湿器或放盆水，以提高空气湿度。室内空气的相对湿度应保持在 55%~65%。

定期开窗通风

很多新妈妈怕受风，整天门窗紧闭，这对新妈妈和宝宝的健康很不利。新妈妈的居室应坚持每天开窗通风两三次，每次 20~30 分钟，这样才能减少空气中病原微生物的密度，防止感冒病毒感染。通风时应先将新妈妈和宝宝暂移到其他房间，避免受对流风直吹而着凉。

不要隔着玻璃晒太阳

新妈妈和宝宝都需要充足的光照，这样新妈妈才能尽快恢复，宝宝也能茁壮成长。有人认为隔着玻璃晒太阳和在户外是一样的，其实隔着玻璃晒太阳起不到消毒灭菌的功效，还会影响维生素 D 的合成，不利于钙质的吸收。

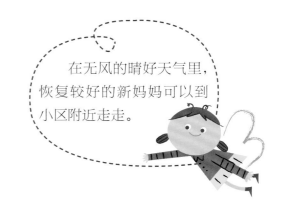

在无风的晴好天气里，恢复较好的新妈妈可以到小区附近走走。

不要猛站猛蹲、久站久蹲

当新妈妈的韧带尚未恢复时，由于受到了较强的外力作用，如负重下蹲、起坐过猛、过早做剧烈运动等，均易发生耻骨联合分离，从而产生疼痛。如果产后休息不当，过早长久站立和端坐，会使新妈妈松弛的骶髂韧带无法恢复，从而造成劳损。另外产后起居不慎，闪挫腰背，以及腰骶部先天性疾病，如隐性椎弓裂、骶椎裂、腰椎骶化等，都会诱发腰腿痛。

绑腹带的好处

年轻的新妈妈都爱美丽，产后无法忍受走样的身体，为了收紧松垮的肚子，不少人会选择绑腹带。其实是否用腹带要因人而异。对哺乳的新妈妈来说，使用腹带束缚，会勒得胃肠蠕动减慢，影响食欲，造成营养失调，乳汁减少。如果绑得太紧还会使腹压增高，盆底支持组织和韧带的支撑力下降，从而造成子宫脱垂、阴道膨出、尿失禁等症状，会危害新妈妈的健康。

剖宫产的新妈妈在手术后的 7 天内最好使用腹带包裹腹部，可以促进伤口愈合，腹部拆线后不宜长期使用腹带。另外，如果新妈妈内脏器官有下垂症状，最好绑上腹带，有对内脏进行举托的功效。一旦复原，就要松开腹带。

怎样正确绑腹带

经常有很多新妈妈面对眼前的腹带面露难色，其实，绑、拆腹带很简单，一点都不麻烦。

选择腹带：选择长约 3 米，宽 30~40 厘米，有弹性，透气性好的腹带。可以准备两三条以便替换。根据下面的方法绑上腹带，拆下时边拆边将腹带卷成圆筒状，方便下次使用。

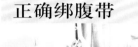

正确绑腹带

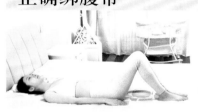

❶ 仰卧、平躺、屈膝、脚底平放在床上。

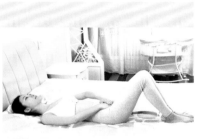

❷ 双手放至下腹部，手心朝下向前往心脏处推并按摩。

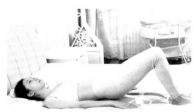

❸ 推完，臀部稍抬起，便于缠绕腹带。

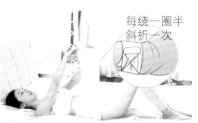

❹ 拿起腹带从髋部耻骨处开始缠绕，前 5~7 圈重点在下腹部重复缠绕，每绕一圈半要如图斜折一次；接着每圈挪高大约 2 厘米由下往上环绕直到盖过肚脐，最后用回形针固定。

不要长时间上网、看电视或书报

俗话说"新妈妈一滴泪比十两黄金还贵重"。这话是有道理的，女性最开始变老就是从眼睛开始的，因此产后眼睛的保养非常重要。

新妈妈如果长时间上网、看电视或书报，眼睛会提早老化，有时会演变为眼睛酸痛、青光眼的起因。如果新妈妈确实想看，也要每看 15 分钟休息 10 分钟。还可以做一做眼保健操，或者经常吃些动物肝脏、蜂蜜及黄绿色蔬菜，这些食物中富含维生素 A 和维生素 B_2，能使眼睛明亮，还有保护视力的作用。

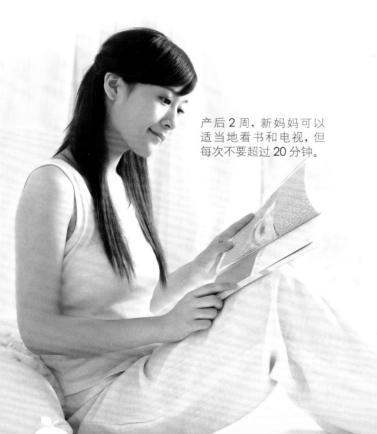

产后 2 周，新妈妈可以适当地看书和电视，但每次不要超过 20 分钟。

合理安排亲友探访

新妈妈刚分娩完，身体虚弱，需要充分地调养才能复原，新生儿免疫力此时也很弱，因此不可让亲戚朋友过早探望新妈妈和宝宝。若来探望，时间也不宜超过半小时，要给新妈妈尽量多的时间休息。有慢性病或感冒的亲友最好不要来探视新妈妈和宝宝，以免引起交叉感染。

不可忽视产后检查

有些新妈妈忙于照顾宝宝，往往忘记或者忽视产后的检查，这是不对的，新妈妈更要关心自己。产后 42 天的健康检查尤为重要，可以让医生了解新妈妈的恢复情况，了解全身和盆腔器官的恢复状况，及时发现异常，防止后遗症。

提前了解产后检查项目

一般医院产后检查主要有以下几项：

❶ 验血、验尿、体重、量血压等常规检查。

❷ 盆腔检查。就是由医生用肉眼来观察外阴、阴道、宫颈是否有异常。

❸ 白带检查。取少量白带，由医生在显微镜下检查是否有阴道炎，还可以检查衣原体、支原体、淋病等性传播疾病。

❹ B 超。B 超可以发现子宫肌瘤、卵巢囊肿等常见的妇科盆腔内病变。

❺ 查看会阴侧切和剖宫产伤口愈合情况。

做产后检查时，新妈妈一定要带上宝宝一起做个全面的检查，以保证母婴的健康。

自我调整，谨防产后抑郁

产后情绪不稳定、忧郁、伤心、焦虑、易怒，这都是产后抑郁的常见表现，一般在产后几周内发生，持续一周或更长时间。产后抑郁与孕激素水平的变化有关。对于大部分新妈妈来说，通过自我调整，都能得到很好的缓解。

首先，新妈妈要学会自我调整，自我克制，树立哺育宝宝的信心，并试着从可爱的宝宝身上寻找快乐。

其次，新妈妈要尽可能地多休息，多吃水果和蔬菜，不要吃太多巧克力和甜食，少吃多餐，身体健康可使情绪稳定。

再次，尽可能地多活动，如散步、做较轻松的家务等，但避免进行重体力运动。

也可以和别的妈妈多多交流育儿心得和产后恢复心得，或者请月嫂或家人一起照顾宝宝，不要企图一个人应对所有这些杂事。

另外，不要过度担忧，应学会放松，听听舒缓的音乐或者做自己想做的事情。千万不要强迫自己做不想做或可能使你心烦的事。

如果新妈妈情况比较糟糕，则要寻求医生帮助，及时治疗。

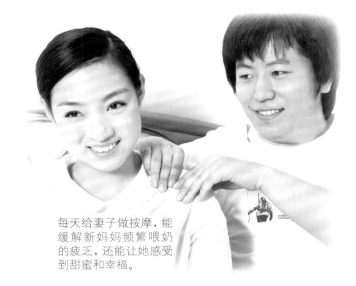

每天给妻子做按摩，能缓解新妈妈频繁喂奶的疲乏，还能让她感受到甜蜜和幸福。

新爸爸全力伺候好月子

坐月子是新妈妈的特权，所以新爸爸要积极地协助，伺候好月子。不管是否有工作在身，只要回到家里，都要承担大部分的家务活和照顾宝宝的工作。以下细则供你参考，看看你是否可以胜任：

❶ 新爸爸要体贴新妈妈。新妈妈在哺乳期内的休息、情绪、营养等都很重要。

❷ 新爸爸在"月子"里应尽量避免应酬，积极主动给小宝宝洗澡、换尿布，并承担其他家务。

❸ 小宝宝夜里经常会哭闹，新爸爸应帮助照料，避免新妈妈产生委屈情绪。

❹ 在哺乳期时，新爸爸要为新妈妈揉揉腰背，轻轻按摩乳房，适时鼓励和赞美，准备温水擦拭吮吸后的乳房，或者帮宝宝换洗尿布，这些事都会让新妈妈从心里感到温暖。

❺ 日用品的摆放需要新爸爸多留心，要便于新妈妈的使用和拿放。

顺产妈妈的护理细节

虽然自然分娩较之剖宫产对新妈妈身体伤害比较小，但是在顺利分娩后也不可大意。做好日常护理，可以让新妈妈的身心尽快恢复到孕前。

顺产妈妈第一次哺乳

产后 1 小时，是给宝宝哺乳的黄金时间。新妈妈可在护士的协助下，尝试给宝宝喂奶，宝宝吮吸新妈妈的乳头是最好的开奶按摩。新妈妈的第一次哺乳要坚持早接触、早吸吮的原则。

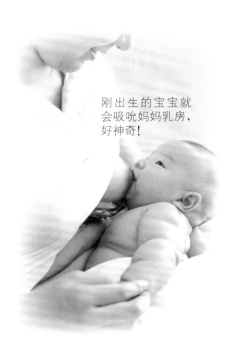

刚出生的宝宝就会吸吮妈妈乳房，好神奇！

早接触

分娩过后，护士会将宝宝带到新妈妈身边，保持母子肌肤接触。使新妈妈在经过较长时间的待产、分娩后心理上得到安慰，此项措施不仅能促进母婴情感上的紧密联系，也会使新生儿的吸吮能力尽早形成。母婴皮肤接触应在分娩后 30 分钟以内开始，接触时间不得少于 30 分钟。

早吸吮

在分娩后的头一个小时内，大多数新生儿对哺乳或爱抚都很感兴趣，利用这段时间启动母乳喂养是再合适不过的了。尽早地吸吮乳汁，这样会给宝宝留下一个很强的记忆，便于以后的哺乳。同时，宝宝的吸吮可使新妈妈体内产生更多的催产素和泌乳素，前者增强子宫收缩，减少产后出血，后者则可刺激乳腺泡，刺激泌乳。

哺乳的姿势

舒服的姿势会让哺乳时刻变得分外美妙，让哺乳成为一种享受。而且，舒服的姿势不会让自己和宝宝感觉到劳累。自然分娩的新妈妈可坐在床上，用枕头垫在腿上。如果坐在椅子上，可以踩一只脚凳。让宝宝的身体对着新妈妈的身体，头枕在新妈妈的前臂或肘窝里，新妈妈的胳膊托住他的背，手托住他的屁股和腿，让他的脸正好对着新妈妈的乳房。

新妈妈在第一次哺乳前一定要先洗手，并将乳房和乳头用温开水擦洗干净。初次授乳，即使不出乳汁，只让宝宝含含乳头也可以帮助新妈妈产生泌乳素。有的新妈妈授乳后有时恶露会增多，这是刺激乳头引起子宫收缩的结果，不必过分担心。

顺产妈妈第一次下床

分娩时新妈妈因消耗了大量体力，感到非常疲劳，需要好好休息，但长期卧床不活动也有很多坏处。一般来说，顺产的新妈妈，在产后6~8小时就可第一次下床活动，每次5~10分钟。如果会阴撕裂、侧切，应坚持8~12小时后再下床活动或排尿，但是要注意行走速度要慢、要轻柔，避免动作太激烈将缝合的伤口拉开。第一次下床活动时必须有家人陪同，以防体虚摔倒，并注意不要站立太久。

恢复不好或体质较差的新妈妈，可稍稍推迟下床活动的时间，不必刻意勉强自己。

顺产妈妈第一次排尿

排尿是新妈妈最容易忽视的一个问题，顺产的新妈妈分娩后4小时即可排尿，医生会鼓励新妈妈尽早排尿。少数新妈妈排尿困难，发生尿潴留，其原因可能与膀胱长期受压及会阴部疼痛反射有关，应鼓励新妈妈尽量起床解小便，如果排不出，可以把水龙头打开，诱导尿感；或者用手轻按小腹下方；或使用温水袋敷小腹，一般就会有尿意。

产后第一次排尿会有疼痛感，这是正常现象。如果新妈妈实在排不出，可请医生进行药物治疗，如仍不能排尿，应进行导尿。

顺产妈妈第一次排便

新妈妈除应及时排小便外，还要在产后及时排大便。由于自然分娩过程中盆底肌肉的极度牵拉和扩张并充血、水肿，以及第二产程中腹肌疲劳，在短期内不能恢复其弹性，加之产程中过度屏气、过度呼喊、水电解质紊乱等，易导致肠蠕动减慢，产后排便功能减弱。顺产新妈妈通常于产后一两天恢复排便功能。

如果新妈妈产后2日还没有排便，应该多喝水，吃杂粮粥饭、面条及富含膳食纤维的食物，也可多吃些通便的蔬菜和水果，如香蕉、油桃、苹果、芹菜、南瓜等。

新妈妈一旦有便意，可以用热毛巾敷一敷臀部，也可以用开塞露。新妈妈下床排便时，最好少吃点东西恢复体力，如厕时间不可过长，以免出现头晕、虚脱现象。

顺产妈妈下床示范图

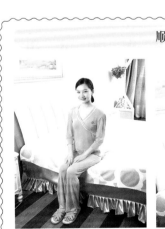
新妈妈可在床头稍坐片刻。

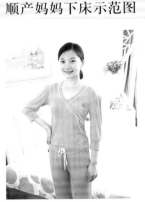
再慢慢起身，直至站立起来。

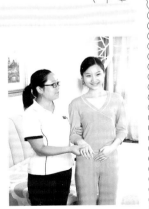
家人可搀扶新妈妈在房间里散散步。

话多易伤神、伤气

顺产后新妈妈身体非常虚弱，头晕乏力，走路晃悠，说话无力，全身都是虚汗，此时新妈妈最需要的就是多休息，即便睡不着也要闭目养神。有些新妈妈生产后会立即发大量报喜的短信，接听很多祝福的电话，殊不知，此时说话最伤神、伤气，这些事情完全可以延后再做或者交由爸爸处理。

睡觉时仰卧和侧卧要交替

新妈妈在产后休息的时候一定要注意躺卧的姿势，这是因为分娩结束后子宫会迅速回缩，而此时韧带却很难较快地恢复原状，再加上盆底肌肉、筋膜在分娩时过度伸展或撕裂，使得子宫在盆腔内的活动范围增大而极易随着体位发生变动。所以，为了防止发生子宫向后或向一侧倾倒，新妈妈在卧床休养中要注意避免长期仰卧位，而应仰卧与侧卧交替。

不要让宝宝和新妈妈睡得太近

很多刚刚分娩后的新妈妈在休息的时候总是喜欢将宝宝放在自己身边，以便喂乳。实际上这是不科学的，这种做法一方面影响了新妈妈的休息，因为新妈妈在翻身的时候总会担心不小心压着宝宝或者弄醒宝宝，导致新妈妈在睡觉的时候总是采取一种固定的睡姿。另一方面也不利于宝宝的健康，当新妈妈在睡梦中不自觉地翻身时，可能会把宝宝压伤而发生意外。

因此，新妈妈不要让宝宝和自己睡得太近，可以将宝宝放在婴儿床上，这样新妈妈在睡觉的时候就可以采取自由舒适的姿势了。

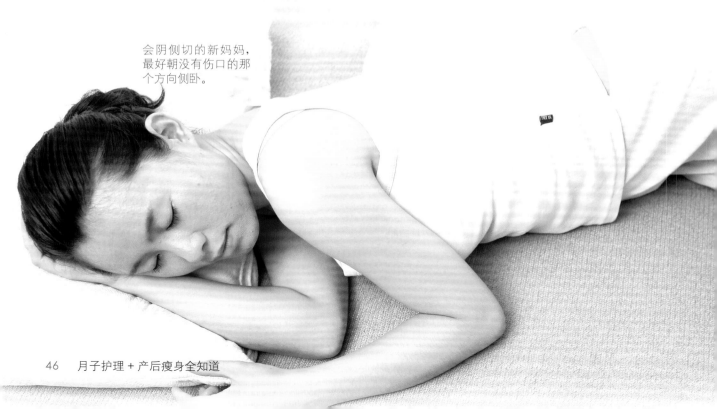

会阴侧切的新妈妈，最好朝没有伤口的那个方向侧卧。

月子里不可碰冷水、吹冷风

新妈妈由于全身骨骼松弛，如果冷风、冷水侵袭到骨头，很可能落下"月子病"，尤其是自然分娩的新妈妈，关节处韧带松弛程度较剖宫产妈妈更甚。即使在夏天，洗东西仍然要打开热水器用温水，电风扇、空调也不能正对着新妈妈吹。另外，开冰箱这样的事情，也要请家人代劳。

不要过早外出活动

一般来说，顺产新妈妈恢复起来要快，有些顺产新妈妈熬不住产后 42 天的"禁闭"日子，总想着外出逛街、参加聚会等，这是不正确的。产后新妈妈身体虚弱，免疫力大大降低，如果不注意自我保护，各种病菌很容易乘虚而入。所以新妈妈月子期间最好不要外出，减少与各种灰尘、细菌、病菌接触的机会，以预防各种疾病。

如果新妈妈恢复较好，可以由家人陪同，在天气晴朗的日子里到小区附近散散步，但是时间不能超过 20 分钟。

顺产后多久来月经

顺产妈妈在产后都有一个小小的困惑，那就是顺产后多久来月经？其实，这并没有一个非常明确的时间。有的新妈妈出了月子就来了，有的新妈妈产后一年才来月经。这与新妈妈的年龄、是否哺乳、哺乳时间的长短、卵巢功能的恢复等情况有关。总体来说，没有哺乳的新妈妈会比哺乳新妈妈较早恢复月经。

大多数新妈妈第一次的月经量比平时月经量多，第二次月经就恢复正常了，这点新妈妈不必担忧。

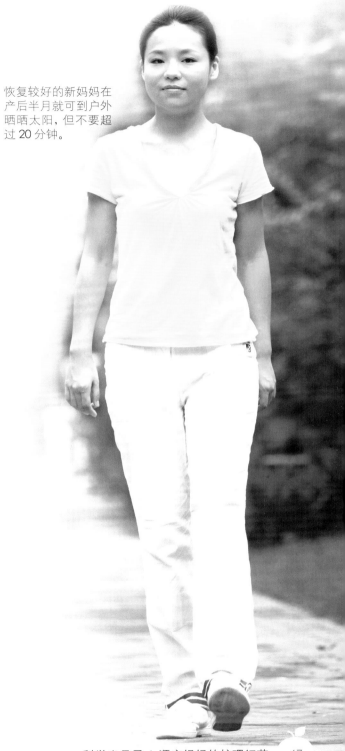

恢复较好的新妈妈在产后半月就可到户外晒晒太阳，但不要超过 20 分钟。

缓解阴部疼痛小妙招

大多数自然分娩的新妈妈产后都会暂时感到会阴疼痛，下面是一些减轻不适和疼痛的自助方法：

❶ 产后 24 小时热敷，可以有效地促进会阴恢复。

❷ 试着在家里坐浴。

❸ 采用舒服的姿势坐或躺。

❹ 每次大小便后用温水清洁会阴部位。

❺ 试试分娩时所用的那些放松技巧。如果你真的疼痛难忍，必须用止痛药的话，最好先问问医生。

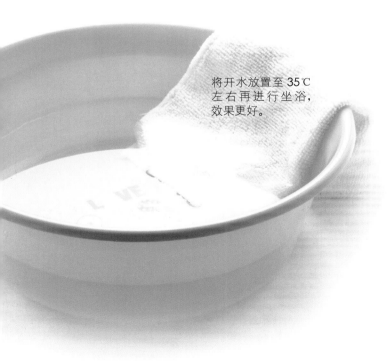

将开水放置至 35℃
左右再进行坐浴，
效果更好。

会阴侧切后的养护要点

会阴侧切的新妈妈由于会阴切口位于尿道和直肠之间，极易受尿液和粪便的污染，加之产后血性恶露较多、新妈妈体虚，容易引发感染。因此在产后要注意多养护。

❶ 在产后的最初几天里，恶露量较多，卫生巾要经常更换。第 1 周内，每天最好用 1∶2000 新洁尔灭（苯扎溴铵）等消毒液冲洗会阴两次。

❷ 新妈妈应养成规律的排便习惯。发生便秘时不可屏气用力扩张会阴部，可用开塞露或液体石蜡润滑。尤其是拆线后头两三天，新妈妈应避免做下蹲用力动作，避免会阴伤口裂开。

❸ 大小便后要用温水冲洗外阴，以保持伤口的清洁干燥，防止感染。

❹ 伤口痊愈不佳时要坚持坐盆辅助治疗，每天一两次，持续两三周，这对伤口肌肉的复原极有好处。坐盆药水的配制应根据医生的处方或遵医嘱。

❺ 如果伤口在左侧，应当向右侧睡；如果伤口在右侧就应向左侧睡。

❻ 伤口水肿时，可用 95% 的酒精纱布或 50% 硫酸镁纱布进行局部热敷，每天 2 次。热敷时，新妈妈应尽量将臀部抬高一些，这样有利于体液回流，减轻伤口水肿和疼痛。

❼ 产后 1 个月内，新妈妈不要提举重物，也不要做任何耗费体力的家务和运动。

❽ 在产后 8 周内，应该禁止性行为。

顺产妈妈多久可以同房

产后很多夫妻都会考虑这个问题，这需要看女性生殖器官在分娩后的恢复状况。正常分娩，最先恢复的是外阴，需 10 余天；其次是子宫，子宫在产后 42 天左右才能恢复正常大小；再次是子宫内膜，子宫内膜表面的创面在产后 56 天左右才能完全愈合；最后是黏膜，需要 1 个月以上。因此正常分娩后的新妈妈在 56 天内不能过性生活。

对于顺产过程中借助产钳、会阴侧切等方式助产的新妈妈，或产褥期中有感染、发热、出血等情况的新妈妈，性生活则应相应推后。只有在新妈妈完全恢复以后，夫妻才能同房。

不容忽视的避孕问题

如果新妈妈的身体恢复到可以过性生活了，那就要考虑如何避孕的问题了。如果月经正常来过两三次后，可去医院检查，情况正常可考虑放置宫内节育器（即放环），但月经量多者不宜放环。使用避孕药物可能会对卵巢功能的恢复有不好的影响，还可能进入乳汁对新生儿产生不良影响，因此哺乳期的新妈妈不宜使用短效口服避孕药。

避孕套避孕在产后夫妻的性生活中被列为首选。单孕激素长效避孕针注射避孕可在新妈妈产后 8 周进行，这也是一种不错的避孕措施。

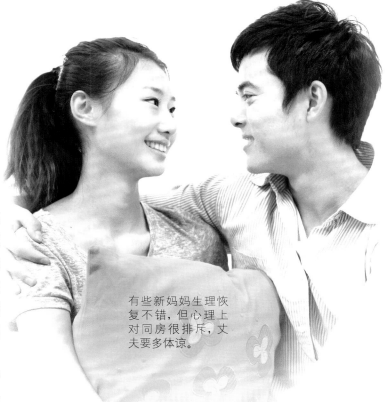

有些新妈妈生理恢复不错，但心理上对同房很排斥，丈夫要多体谅。

享受产后"性"福生活

不少顺生的新妈妈都反映阴道松弛，性生活不如以前完美了。多做阴道括约肌锻炼和盆底肌肉的锻炼，就能更快、更好地恢复到以前的状态。

"收肛提气"：先深吸一口气，然后闭气，同时，如忍大小便状收缩肛门，如此反复。盆腔肌肉的张力就会大大改善。

"中断排尿"：小便时，中断，稍停，几秒后继续，如此反复。一段时间之后，阴道周围肌肉的张力就会提高，慢慢变得紧实。

其实，性生活的和谐除了跟生理有关外，还与夫妻间的感情有很大的关系。丈夫多体谅妻子，妻子多理解丈夫，感情的融洽才是"性"福生活的保障。

剖宫产妈妈的护理细节

剖宫产不同于自然分娩，由于手术伤口较大，创面较广，所以经历了剖宫产的新妈妈在产后护理及坐月子的时候，要注意的事项会很多。但是剖宫产的新妈妈也不必为此忧心忡忡，只要科学、合理地进行护理，也完全可以坐一个轻松、惬意的月子。

剖宫产妈妈第一次哺乳

剖宫产新妈妈同样也可将最珍贵的初乳喂给宝宝。宝宝的吸吮还可以促进子宫收缩，减少子宫出血，使伤口尽快复原。剖宫产新妈妈可以让家人或护士把宝宝放到床边，妈妈侧躺着哺乳。剖宫产新妈妈的乳汁分泌较晚，所以更得让宝宝早吸吮，以刺激乳汁的分泌。

剖宫产新妈妈常常会为如何哺乳发愁，由于伤口的原因，起初很难像顺产新妈妈一样采取横抱式的哺乳姿势，同时也很难采取标准的侧卧位，因此对于剖宫产的新妈妈来说，学会正确的哺乳姿势，才能既有利于新妈妈恢复，也有助于宝宝吸吮，下面两种哺喂姿势就非常适合剖宫产新妈妈。

床上坐位哺乳

新妈妈背靠床头坐或取半坐卧位，让家人帮助新妈妈将背后垫靠舒服，把枕头或棉被叠放在身体一侧，其高度约在乳房下方，新妈妈可根据个人情况自行调节。将宝宝的臀部放在垫高的枕头或棉被上，腿朝向新妈妈身后，新妈妈用胳膊抱住宝宝，使他的胸部紧贴新妈妈的胸部。新妈妈用另一只手以"C"字形托住乳房，让宝宝含住乳头和大部分乳晕。

床下坐位哺乳

新妈妈坐在床边的椅子上，尽量坐得舒服，身体靠近床沿，并与床沿成一夹角，把宝宝放在床上，用枕头或棉被把他垫到适当的高度，使他的嘴能刚好含住乳头，妈妈就可以环抱住宝宝，用另一只手呈"C"字形托住乳房给宝宝哺乳。

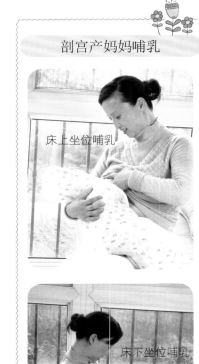

剖宫产妈妈哺乳

床上坐位哺乳

床下坐位哺乳

剖宫产妈妈第一次下床

从剖宫产术后恢复知觉起，就应该进行肢体活动，24小时后要练习翻身、坐起，并下床慢慢活动，这样能增强胃肠蠕动，尽早排气，可预防肠粘连及血栓形成而引起其他部位的栓塞。

麻醉消失后，上下肢肌肉可做些收放动作，拔出尿管后要尽早下床，动作要循序渐进，先在床上坐一会儿，再在床边坐一会儿，再下床站一会儿，然后再开始行走。

开始下床行走时可能会有点疼痛，但是对恢复消化功能很有好处。术后24小时，新妈妈可以在家人帮助下，忍住刀口的疼痛，在地上站立一会儿或轻走几步，每天坚持做三四次。实在不能站立，也要在床上坐一会儿，这样也有利于防止内脏器官的粘连。

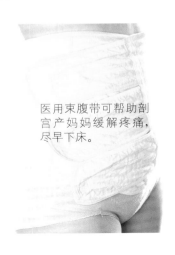

医用束腹带可帮助剖宫产妈妈缓解疼痛，尽早下床。

提醒剖宫产新妈妈，下床活动前可用束腹带(医用)绑住腹部，这样，走动时就会减少因为震动而引起的伤口疼痛。

剖宫产妈妈第一次排尿

产后新妈妈经常会因为膀胱有尿不能自行排出而痛苦，特别对于剖宫产后的妈妈，遇到排尿问题更是尴尬而苦恼。

一般情况下，剖宫产手术后子宫和膀胱的位置没有变异，在子宫伤口没有延裂的情况下，24小时就可以拔除尿管了。此时，新妈妈就不能依赖尿管了，而是要自行排尿。

很多剖宫产新妈妈因为害怕下床时伤口疼痛而不肯去排尿，这是错误的。尽管下床排尿很难受，但是新妈妈应该想到这相对于自然分娩的痛苦要小多了，要端正态度，及时排尿。

剖宫产妈妈第一次排便

剖宫产新妈妈由于手术后不敢活动，更易发生产后便秘。便秘让本来就不愿意下床的新妈妈更不愿排便了，给新妈妈的身体造成了很多健康隐患。新妈妈可以在术后两三天后让家人把香蕉捣烂蒸熟，每天吃一根，可有效缓解产后便秘，也可用开塞露帮助排便。

如果觉得下床特别吃力，新妈妈可先在床边坐着休息一会儿再慢慢站起。

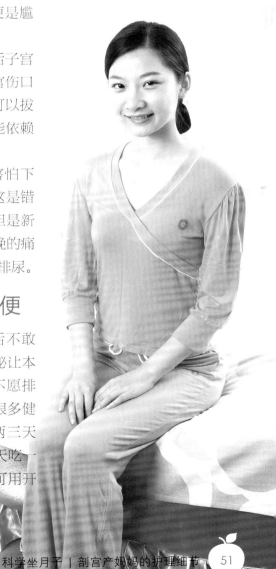

手术后少用止疼药

年轻的剖宫产新妈妈多少有点"娇气"，由于没有经历自然分娩的疼痛，在剖宫产后麻醉药作用消退时，会感觉到伤口出现疼痛，并逐渐强烈。此时，新妈妈最好不要再用止痛药物，因为它会影响肠蠕动功能的恢复，也不利于哺乳。为了宝宝，新妈妈忍一忍，这种疼痛很快就会过去的。

伤口处压沙袋防渗血

有些医生会在剖宫产新妈妈的伤口处压沙袋，其目的主要有三个：一是预防术后腹腔压力突然降低，导致淤积在腹腔静脉和内脏中血液过量，回流入心脏。二是压迫腹部切口，减少刀口处的渗血、渗液，起到止血的作用。三是通过对腹部的压迫，刺激子宫收缩，减少子宫出血，促进子宫恢复。

拆线后再出院

一般来说剖宫产术后拆线时间根据切口不同而定，如果新妈妈身体没有异常，横切口的新妈妈一般术后 5 天拆线，纵切口的新妈妈术后 7 天拆线。但是如果是比较胖的新妈妈，腹压会比较高，就要延长拆线时间了，具体时间可遵从医生建议，以免拆线过早引起伤口裂开。采用吸收线，不需要拆线的新妈妈应在医生建议下确定出院时间，一般为 5~7 天。

多翻身促排气、排恶露

忍住疼痛多翻身，是剖宫产新妈妈尽快排气、排恶露、恢复身体的一大秘诀。新妈妈在手术后都会有不同程度的肠胀气，如果此时在家人的帮助下多做翻身动作，就会使麻痹的肠肌蠕动功能尽快恢复，从而使肠道内的气体尽早排出，还可避免引起肠粘连。

另外，剖宫产术后恶露量一般比自然分娩的要少，但剖宫产卧床时间长，术后容易发生恶露不易排出的情况，多翻身就会促使恶露排出，避免恶露淤积在子宫腔内，引起感染而影响子宫复位，这也有利于子宫切口的愈合。

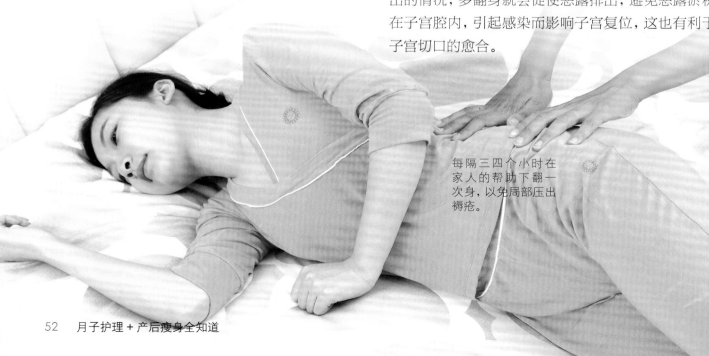

每隔三四个小时在家人的帮助下翻一次身，以免局部压出褥疮。

术后 24 小时要多休息

无论是采用局麻还是全麻的新妈妈，术后 24 小时之内都应卧床休息，每隔三四个小时在家人或护理人员的帮助下翻一次身，以免局部压出褥疮。放置于伤口的沙袋一定要持续压迫 6 小时，以减少和防止刀口及深层组织渗血。另外，应保持环境安静、清洁，避免过多亲友探视，让新妈妈有一个良好的休息空间。

剖宫产术后最佳睡觉姿势

剖宫产 6 小时内

新妈妈术后回到病房，需要头偏向一侧、去枕平卧 6 个小时。原因在于大多数剖宫产选用硬脊膜外腔麻醉，头偏向一侧可以预防呕吐物的吴吸，去枕平卧可以预防新妈妈头痛。

剖宫产 6 小时后

6 个小时以后，就可以垫上枕头了，新妈妈应该翻翻身，以变换不同的体位。此时，不宜采用平卧，这是因为手术后麻醉药作用消失，新妈妈伤口感到疼痛，而平卧位对子宫收缩疼痛最敏感，故应采取侧卧位，使身体和床成 20°~30° 角，将被子或毛毯垫在背后，以减轻身体移动时对切口的震动和牵拉痛。

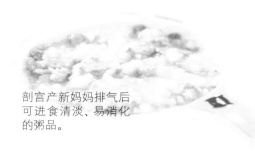

剖宫产新妈妈排气后可进食清淡、易消化的粥品。

术后感觉恶心怎么办

手术后，新妈妈可能会觉得头重脚轻，浑身打哆嗦，可能还会有恶心、想吐的感觉。这往往是由于手术和麻醉药物对身体的刺激造成的，只要新妈妈注意保暖，不要受凉，严格按照医生的嘱托进行术后观察、恢复，一般这些症状都会自行缓解。如果新妈妈恶心的感觉愈来愈强烈，可以在医生的指导下服用一些药物来缓解。

剖宫产妈妈更易贫血

剖宫产新妈妈由于手术失血很多，营养再跟不上，很可能患上产后贫血。一般情况下，在新妈妈出院前会抽血检查新妈妈是否贫血。若有贫血状况发生，则要听从医生的指导服用药物，同时保证充分休息，补充营养，多食用一些富含铁的食物，如鸡、猪肝、瘦肉、蛋黄、海带、黑芝麻、木耳、大豆、蘑菇、油菜等。

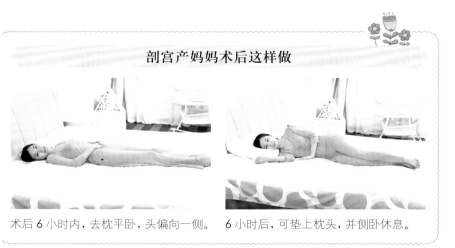

剖宫产妈妈术后这样做

术后 6 小时内，去枕平卧，头偏向一侧。　6 小时后，可垫上枕头，并侧卧休息。

定时查看刀口和恶露

剖宫产术后顺利诞下小宝宝，全家欣喜之余别忘了定时查看新妈妈腹部刀口的敷料有无渗血。手术后应有恶露排出，量与月经量接近或略多，流血过多或者无恶露排出均属于不正常现象，应及时告知医生。

剖宫产时，子宫出血较多，术后 24 小时内应注意阴道出血量，如发现超过正常月经量，要及时通知医生。

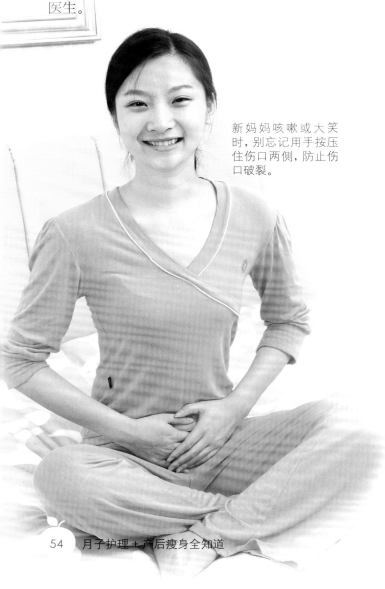

新妈妈咳嗽或大笑时，别忘记用手按压住伤口两侧，防止伤口破裂。

严防缝线断裂

剖宫产新妈妈术后要时刻提醒自己伤口还没有复原。咳嗽、恶心、呕吐时，请护理人员或者家人帮助新妈妈用手压住伤口两侧，以免伤口出现意外。另外，家人还要多帮助新妈妈检查伤口愈合情况，尤其是肥胖、糖尿病、贫血的新妈妈等。护理人员还可在新妈妈卧床休息时，给新妈妈轻轻按摩腹部，这不但能促进肠蠕动恢复，还有利于子宫、阴道对残余积血的排出。

剖宫产伤口巧护理

剖宫产后，身体抵抗力较弱或者腹部脂肪较厚的新妈妈有可能引起伤口感染。一般剖宫产的手术伤口范围较大，皮肤的伤口在手术后 5~7 日即可拆线或去除皮肤夹，也有的医院进行可吸收线皮内缝合，不需拆线。但是，完全恢复的时间需要 4~6 周。剖宫产后伤口的护理措施：

❶ 手术后伤口的痂不要过早地揭掉，过早强行揭痂会把尚停留在修复阶段的表皮细胞带走，甚至揭脱真皮组织，刺激伤口出现刺痒。

❷ 改善饮食习惯，多吃蔬菜水果、鸡蛋、瘦肉等富含维生素 C、维生素 E 以及含人体所必需氨基酸的食物。

❸ 一定要避免阳光直射，防止紫外线刺激形成色素沉淀。

❹ 注意保持疤痕处的清洁卫生，及时擦去汗液，不要用手搔抓，不要用衣服摩擦疤痕或用水烫洗的方法止痒，以免加剧局部刺激，促使结缔组织炎性反应

剖宫产后应穿大号内裤

为了更好地保护剖宫产伤口，新妈妈可以选择大一号的高腰内裤或平脚内裤，它们会让你的刀口感觉更舒服，而且最好每天更换一次。这是因为剖宫产后抵抗力下降，如不注意卫生极易引起感染。

月子期间绝对避免性生活

剖宫产新妈妈月子期间一定要避免性生活，这点要切记。一般剖宫产产后 42 天，新妈妈会到医院做产后检查，医生会确认你的伤口愈合情况和恶露排出情况。正常情况下，只要新妈妈的恶露停止，刀口复原良好，新妈妈自己也感觉身体已经基本复原，就可以恢复性生活了，这个时间一般是在产后 100 天。当然，如果你对性生活还没有做好准备，可能还需要等待更长的时间。

两年内避免再怀孕

剖宫产后，医学上建议是至少两年之后才可以生二胎，这样能较少地影响曾经受损的子宫。过早的怀孕，会由于胎宝宝的发育使子宫不断增大，子宫壁变薄，尤其是手术刀口处是结缔组织，缺乏弹力。在怀孕晚期或分娩过程中很容易破裂，造成腹腔大出血甚至威胁生命。因此，再次怀孕最好是在手术两年以后较为安全。

另外，剖宫产新妈妈在术后两年内要做好严格的避孕措施，否则有疤痕的子宫容易在进行刮宫术时发生穿孔，甚至破裂。

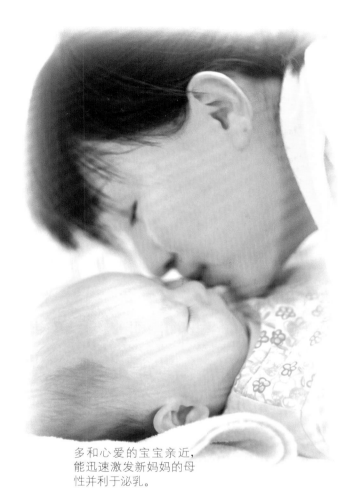

多和心爱的宝宝亲近，能迅速激发新妈妈的母性并利于泌乳。

重视剖宫产妈妈的心理恢复

剖宫产除了身体上的伤口之外，还可能给部分想顺产的新妈妈带来心灵上的创伤，有些新妈妈认为没有亲身经历宝宝被娩出的过程，感到很遗憾，并且很难进入母亲角色。这需要新妈妈及时调整，家人也应多抚慰、引导。

哺乳妈妈的护理细节

新妈妈和小宝宝在享受美妙哺乳时刻的同时，也要注意日常的护理细节，掌握科学的哺喂常识，用自己的乳汁把宝宝养得壮壮的。

至少保证 6 个月纯母乳喂养

母乳是新妈妈给宝宝准备的最好的"粮食"。研究证明，母乳喂养的宝宝要比牛奶喂养的宝宝生病率低。母乳中有专门抵抗入侵病毒的免疫抗体，可以让 6 个月之前的宝宝有效防止麻疹、风疹等病毒的侵袭以及预防哮喘之类的过敏性疾病等。母乳不仅为宝宝提供了充足的营养，也提供了最好的亲子共享机会，并有益于促进宝宝的智力发育。

母乳喂养的新妈妈，产后恢复要快很多，因为宝宝的吸吮可以促进子宫的收缩，大大降低乳腺癌的发病率。有人认为母乳喂养的新妈妈容易乳房下垂，其实两者并没有什么关系，只要新妈妈经常按摩，并且戴文胸支撑，可以很好地防止乳房变形。

国际母乳协会建议，至少要保证母乳喂养6个月，如果条件允许，完全可以持续到宝宝 2 岁。一般国内的新妈妈大多坚持哺乳一年左右。

新妈妈休完产假，即使已经上班，也不要轻易中断母乳喂养，而要继续坚持。上班时如果发生奶胀，可以将母乳挤入事先准备好的消过毒的大口瓶内，挤后立即加盖，放入冰箱，下班后带回家备用。喂哺时先让宝宝吸吮乳房乳汁，不够时再喂备用的乳汁。

将珍贵的初乳哺喂给宝宝

一般来说，当宝宝脐带处理好后，新妈妈就可以尝试给宝宝哺乳了。第 1 天有少量黏稠、略带黄色的乳汁，这就是初乳。初乳含有大量的抗体，能保护宝宝免受细菌的侵害，减少新生儿疾病的发生。其次，哺乳的行为可刺激大脑，大脑发出信号增加乳汁的分泌。因此，在产后第 1 天尽早地给宝宝哺乳，可形成神经反射，增加乳汁的分泌。

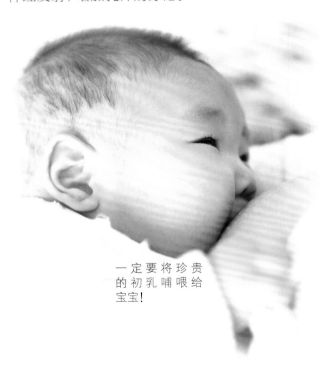

一定要将珍贵的初乳哺喂给宝宝！

多喂勤喂，按需哺乳

一位母亲曾这样说："成功地分泌乳汁是每一位女人女性气质的自然表现，她不需要计算给宝宝喂奶的次数，就像她不需要计算亲吻宝宝的次数一样。"在给宝宝哺乳的时候，不必过于拘泥于书本或专家的建议，如要隔几个小时才能吃，每次吃多长时间等。只要按需哺乳即可，如果宝宝想吃，就马上让他吃，过一段时间之后，就会自然而然地形成吃奶的规律。"按需哺乳"可以使宝宝获得充足的乳汁，并且能有效地刺激泌乳。同时，宝宝的需要能得到及时满足，会激发宝宝身体和心理上的快感，这种最基本的快乐就是宝宝最大的快乐。

每天哺乳不少于 8 次

新妈妈分泌乳汁后 24 小时内应该哺乳 8~12 次。哺乳时让新生儿吸空一侧乳房后再吸另一侧乳房。如果宝宝未将乳汁吸空，新妈妈应该自行将乳汁挤出或者用吸奶器把乳汁吸出，这样才有利于保持乳汁的分泌及排出通畅。

如果出现乳房胀痛的现象，更应该及时频繁地哺乳，以避免乳汁在乳腺管淤积而引发乳腺炎。另外热敷按揉乳房也有利于乳汁的正常分泌。

采用正确的姿势挤奶

如果新妈妈哺乳后仍觉得乳汁充盈，那就要自己将多余的乳汁挤出了。将大拇指放在离乳头根部 2 厘米处的乳晕上，其他四指放在拇指的对侧，有节奏地向胸壁挤压放松，如此反复，依次挤压所有的乳窦，直至乳腺管内乳汁全部排出。

当然，新妈妈也可以用人工或电动吸奶器将多余的乳汁吸出，挤奶之前要先用热毛巾热敷乳房，按摩刺激乳晕，让乳腺完全畅通。但是新妈妈要注意，用吸奶器吸奶，时间最长不要超过 20 分钟。

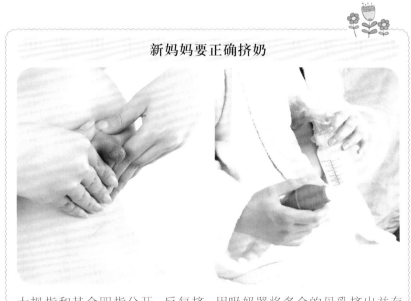

新妈妈要正确挤奶

大拇指和其余四指分开，反复挤压乳房。

用吸奶器将多余的母乳挤出并存储在冰箱里。

夜间怎样哺喂宝宝

几乎每个新生儿在夜间都会醒来吃两三次奶，整晚睡觉的情况很少见。因为此时宝宝正处于快速生长期，很容易出现饥饿的情况，如果夜间不给宝宝吃奶，宝宝就会因饥饿而哭闹。由于夜晚是睡觉的时间，妈妈在半睡半醒间给宝宝喂奶很容易发生意外，因此需要特别注意。

别让宝宝含着乳头睡觉，含着乳头睡觉，既影响宝宝睡眠，也不易养成良好的吃奶习惯，而且堵着鼻子容易造成窒息，也有可能导致新妈妈乳头皲裂。

新妈妈晚上喂奶最好坐起来抱着宝宝哺乳，结束后，可以抱起宝宝在房间内走动，也可以让宝宝听妈妈心脏跳动的声音，或者是哼着小调让宝宝快速进入梦乡。

很多宝宝夜间吃奶时，很容易感冒，这也是妈妈不愿夜间喂奶的一个原因。妈妈在给宝宝喂奶前，让爸爸关上窗户，准备好一条较厚的毛毯，妈妈将宝宝裹好。喂奶时，不要让宝宝四肢过度伸出袖口，喂奶后，不要过早将宝宝抱入被窝，以免骤冷骤热增加患感冒概率。

乳汁少也不要轻易放弃哺乳

宝宝吸吮越多，妈妈产生的奶水就越多。妈妈奶水不足时，可在一天之内坚持喂宝宝 12 次以上，千万不可轻易放弃母乳喂养。

如果有条件，安排几天时间，让宝宝不离开自己，一有机会就喂奶，这样坚持三天，奶水量会明显增多。

喂完一边乳房，如果宝宝哭闹不停，不要急着给配方奶，而是换一边继续喂。一次喂奶可以让宝宝交替吸吮左右侧乳房数次。妈妈要记住，乳汁不会被吃干的，而是越吃越多。

如果已经采取混合喂养方式喂养宝宝，应逐渐减少喂配方奶的次数，而且一次喂奶不要先喂母乳、再喂配方奶，而是在确认母乳不足的情况下，另外加一顿配方奶。要让宝宝有几次纯粹吃母乳的机会，以慢慢削弱宝宝对配方奶的兴趣。

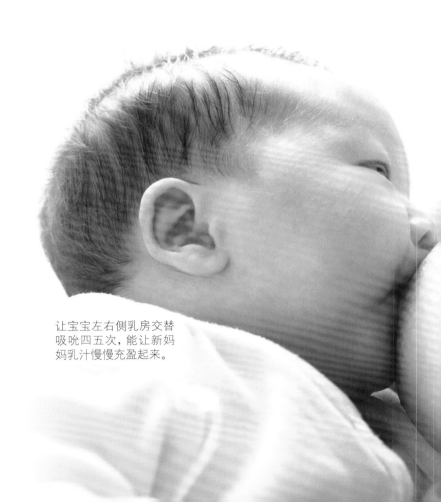

让宝宝左右侧乳房交替吸吮四五次，能让新妈妈乳汁慢慢充盈起来。

乳头皲裂的护理方法

很多新妈妈刚刚开奶，奶量不多，乳头娇嫩，没能正确掌握哺乳的姿势，很有可能导致乳头皲裂。此时需要新妈妈做的是：

❶ 每次喂奶最好不超过 20 分钟，让宝宝含住乳头和大部分乳晕。

❷ 对于已经裂开的乳头，可以每天使用熟的食用油涂抹伤口处，促进伤口愈合。

❸ 喂奶前妈妈可以先挤一点奶出来，这样乳晕就会变软，有利于宝宝吮吸。

❹ 当乳头破裂时，可先用晾温的开水洗净乳头破裂部分，接着涂以 10% 鱼肝油铋剂或复方安息香酊。

❺ 如果乳头破裂较为严重，应停止喂奶 24~48 小时；或使用吸奶器和乳头保护罩，使宝宝不直接接触乳头。

安全有效的催乳按摩

按摩催乳的原则是理气活血、舒筋通络，是一种简便、安全、有效的催乳方式。按摩之前，新妈妈最好用温水热敷乳房几分钟，遇到有硬块的地方要多敷一会儿，然后再开始进行按摩。

环形按摩：双手置于乳房的上、下方，以环形方向按摩整个乳房。

指压式按摩：双手张开置于乳房两侧，由乳房向乳头慢慢挤压。

螺旋形按摩：一手托住乳房，另一手食指和中指以螺旋形向乳头方向按摩。

按摩必须注意手法和力度，手法不准确或者力度太大，都可能导致腺管堵塞加重，严重的可能会引发炎症。

催乳按摩步骤图

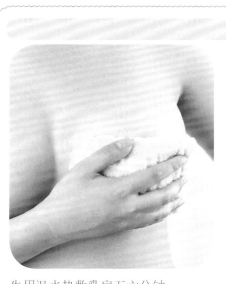

先用温水热敷乳房五六分钟。

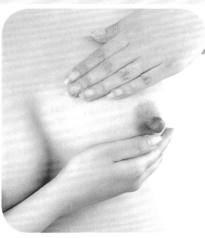

双手置于乳房上、下方做环形按摩。

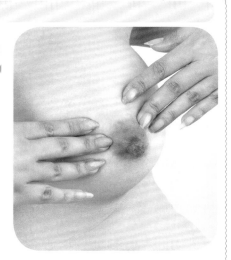

再将双手张开，由乳房向乳头处慢慢挤压。

保持心情平和，保证乳汁质量

要保持充足的乳汁，哺乳妈妈除了要有充足的睡眠和休息外，还要避免精神和情绪上的起伏，所以最好不做令情绪大起大落的事情，而应讲求张弛有度，多听听音乐，读一些好书，做一点运动，通过各种方式稳定好自己的情绪，尽量保持平和的心情，这对保证乳汁分泌的质和量都会起到较好的作用。

宝宝、妈妈浴后都不要马上哺乳

宝宝刚洗完澡后，气息发生变化，气息未定时就吃奶会使宝宝脾胃受损，甚至可能导致腹泻。所以，洗浴之后，应当让宝宝休息一段时间，等气息平定下来再进行哺乳。刚洗完澡的宝宝不宜立刻吃奶。

此外，很多哺乳妈妈喜欢洗完热水澡后，暖融融地抱起宝宝给他哺乳。其实新妈妈刚洗完热水澡后，并不太适宜立即哺乳。因为热水洗浴，体热蒸腾，乳汁的温度也比平时要高，这时哺喂，可能会伤害到宝宝。

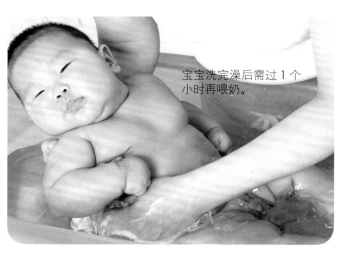

宝宝洗完澡后需过1个小时再喂奶。

新妈妈感到乳房肿胀、疼痛甚至局部皮肤发红时，不仅不能停止母乳喂养，反而应当增加给宝宝喂奶的次数，以便乳汁更好地排空，切不可盲目停止哺乳。

积极预防急性乳腺炎

产后的1个月内是急性乳腺炎的高发期。新妈妈应积极预防，注意卫生。预防哺乳期急性乳腺炎的关键在于避免乳汁淤积，防止乳头损伤，并保持乳头清洁。哺乳后应及时清洗乳头，加强卫生保健。孕期如有乳头内陷，可经常挤捏、提拉进行矫正；每次哺乳时尽量让宝宝把乳汁吸空，如有淤积，可按摩或用吸奶器排尽乳汁。

充分睡眠助泌乳

乳汁分泌的多少与吮乳刺激有关，另外还与新妈妈精神状态、睡眠质量、营养供给有直接关系。新妈妈要想让乳汁充足，宝宝可尽情地享受这天然的营养资源，保持精神愉快、充分睡眠也是重要的因素之一。家人要为新妈妈提供良好的休息环境，确保每天睡眠时间在8小时以上，让新妈妈轻松度过产后时光。

服药 4 小时后再哺乳

服用药物时，为了减少宝宝吸收的药量，新妈妈可以在哺乳后马上服药，并尽可能推迟下次哺乳时间，最好是间隔 4 小时以上，以便更多的药物代谢完成，使母乳中的药物浓度达到最低。

哺乳妈妈不宜吃的药

下列药物对新生儿、哺乳期宝宝影响较大，哺乳的新妈妈不宜服用。

抗生素，如红霉素、氯霉素、庆大霉素、甲硝唑等。

镇静催眠药，如鲁米那、安定、氯丙嗪等。

镇痛药，如美沙酮等。

抗甲状腺药，如碘剂、他巴唑、硫氧嘧啶等。

抗肿瘤药，如氟尿嘧啶等。

其他药，如吗丁啉、灭滴灵、肠虫清、异烟肼、阿司匹林、麦角、水杨酸钠、泻药、利血平、溴隐亭等。

必须服用时，一定要在医生的指导下进行，并应暂停哺乳，停药后也要隔数天才可以继续哺乳。

中药以及中成药也要在医生指导下饮用。

哺乳时注意腰腹部保暖

通常新妈妈都是把衣服撩起来给宝宝哺乳，哺乳的时间短则几分钟，长则半个小时，这段时间腰腹全都暴露于外，容易受凉。所以新妈妈在给宝宝哺乳的时候，一定要保护好自己的身体，最好的方法就是把衣服在两侧前胸处解开。现在母婴商店里有哺乳专用的内衣出售，是在前胸处开口的，这样哺乳时就省事得多。

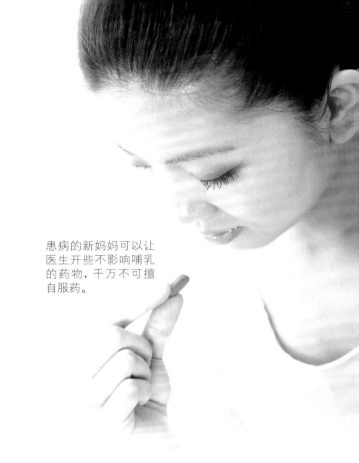

患病的新妈妈可以让医生开些不影响哺乳的药物，千万不可擅自服药。

什么是"热奶"

哺乳妈妈在愤怒、焦虑、紧张、疲劳时，容易造成肝郁气滞，甚至产生血瘀，使得乳汁量减少甚至变色，这就是民间所谓的"热奶"。宝宝喝了"热奶"后心跳也会随之加快，变得烦躁不安，甚至夜睡不宁、喜哭闹，并伴有消化功能紊乱等症状，这是内热的表现。从西医的角度来看，在新妈妈压力过大、心情急躁的情况下，身体处于应激状态，肾上腺素分泌增加，乳汁的分泌也会受到影响。所以，以上情况下，哺乳妈妈暂时不要给宝宝喂奶，等情绪稳定后再哺乳。

冬天坐月子的护理细节

在寒冷的冬季，是不是只要每天捂得严严实实就万无一失了呢？冬季新妈妈该如何坐月子呢？要注意什么呢？新爸爸和新妈妈快来学习一下吧。

室内空气要新鲜

冬天天气寒冷干燥，新妈妈和宝宝都需要关紧门窗来保暖，这样容易导致室内通风不良，适时开窗通风会给新妈妈和宝宝带来新鲜的空气，并且通风后室内的细菌数会减少，所以，定时开窗通风还是很有必要的。开窗时，可选在上午 9:00~11:00，新妈妈和宝宝可以另处他室，待通风后再回来。

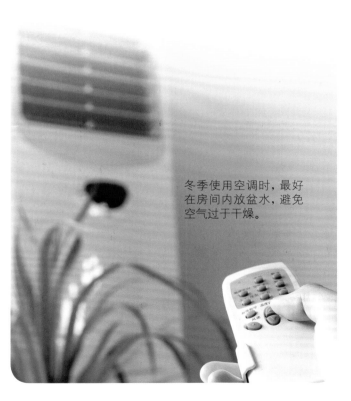

冬季使用空调时，最好在房间内放盆水，避免空气过于干燥。

居室保持温暖、湿润、清新

冬季坐月子的重点是要保暖。室内温度以 20~25℃ 为宜，切忌忽高忽低，忽冷忽热。在没有暖气的南方，可以采用空调和电暖气等设备来保持室内温度。而对于气候干燥的北方来说，保持室内适宜湿度也非常重要。一般来说，室内湿度以 55%~65% 为宜。

北方冬天在没来暖气前较冷的一段时间里，也应注意室内温度的保持，用空调、电暖器等使室内的湿度升高到理想的状态。

新妈妈不可睡电热毯

冬季坐月子，新妈妈最好不要用电热毯来取暖。一是不安全，若使用不当就会存在安全隐患。二是长时间的烘烤会带走新妈妈体内的水分，造成新妈妈口干、口渴。三是电热毯电路形成的磁场可能会影响新妈妈体内正常的电解质，造成电解质紊乱。

另外，电热毯是有辐射的，并且局部发热，温度太高对身体不好，建议新妈妈可以使用电暖器或使用空调，但开得时间也不能太长了。

不宜被褥过厚

冬天坐月子，虽然外面寒风刺骨，但屋里却是暖洋洋的，所以除了做好定时通风外，新妈妈还要注意被褥不要过厚，即使冬天，被子也应比怀孕晚期薄一些。过多地"捂"，会让新妈妈出汗加重，更加虚弱。

另外，床上用品应选用棉质或麻质等轻柔透气的产品。每周都要换洗、暴晒一次。

选择薄厚适中的纯棉衣物

分娩后，新妈妈容易出汗，不管是什么季节，选择吸水性好的纯棉衣服都是最舒服的。冬天坐月子的新妈妈，要根据室内的温度选择薄厚适宜的衣服，衣服过薄易感冒，过厚又会造成多汗或排汗不畅，应以感觉全身暖和为宜。另外，衣裤应选择宽松、柔软、舒适的纯棉或毛布料长衣长裤。为保持心情愉悦和对宝宝视觉发育的良好刺激，也可以选择一些色泽鲜艳、活泼的家居服。

另外，由于产后毛孔呈开放状，易出汗，每日应更换内衣裤。冬季早晚温差较大，要注意添减衣物，以防感冒，浸湿了的衣服要及时换洗。晾洗衣服时，最好能在阳光下暴晒以达到除菌效果。

注意足部保暖

俗话说"寒从脚底生"，而且肾经处于脚根部，因此新妈妈坐月子一定要注意足部保暖，宜穿棉袜、厚底软鞋，以免让脚跟受凉而引发腹泻或腹部不适等。

宜穿着袜子睡觉

冬天坐月子的新妈妈睡衣要宽松，必要时可以穿着袜子睡觉。有些新妈妈在清醒的时候会十分小心，可是一旦睡着了就会蹬被子，很容易着凉，最好的办法就是穿着睡衣和袜子入睡。新妈妈还要在床边准备一件睡袍，半夜起来喂奶要及时穿上，以免受寒。

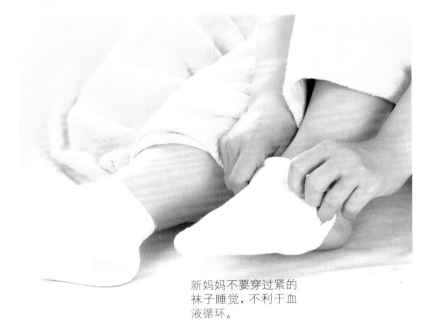

新妈妈不要穿过紧的袜子睡觉，不利于血液循环。

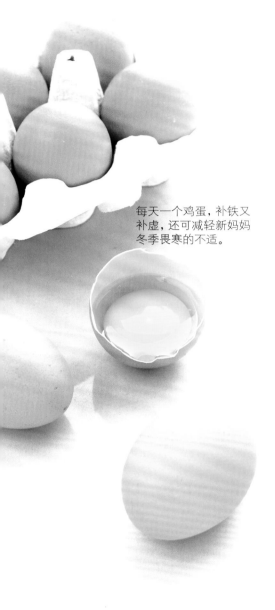

每天一个鸡蛋，补铁又补虚，还可减轻新妈妈冬季畏寒的不适。

冬天坐月子巧吃水果

冬天吃饭菜应该比夏天坐月子有食欲的多，但是吃水果就麻烦多了，因为有的水果较凉，不能直接吃，尤其是不能吃从冰箱里刚拿出来的水果。可以在吃水果之前，放温水里暖一下，以不冰凉为原则。另外，不要吃过于寒凉的水果，尽量食用刺激性小的水果，如苹果、橙子、猕猴桃等。

秋冬坐月子防"疯"补

月子里滋补很重要，但要科学膳食。历经分娩，新妈妈身体消耗很大，又要有充足的奶水哺喂宝宝。因此，月子里的营养很重要，但也要讲究科学。因为秋冬是进补的最佳时节，很多新妈妈在月子里"疯"补营养，猛吃猛喝，其实这对身体的恢复和调养是十分不利的。月子里补养身体固然很重要，但一定要掌握科学的饮食之道。

需要提醒新妈妈，尤其是北方新妈妈的是，冬季不要过多摄入反季节的蔬菜和水果，如果必须摄入，食用前一定要清洗干净。

注重维生素 D 的摄入

新妈妈适量摄入维生素 D 可预防宝宝患佝偻病。维生素 D 的获得主要有两种方式，一是通过食品直接摄入，二是通过晒太阳使身体自动合成维生素 D。冬季天气寒冷，给新妈妈出门晒太阳带来诸多不便，因而新妈妈要多吃海鱼和鱼卵、动物肝脏等动物性食品，通过食补获取身体所需的维生素 D。

补钙不宜过晚

怀孕后期以及产后 3 个月，新妈妈体内钙的流失量较大。加之北方天气寒冷，在冬季坐月子很少开窗晒太阳，这样就不利于钙的合成和利用。哺乳期妈妈每天分泌约 700 毫升的乳汁，平均每天丢失钙约 300 毫克，所以新妈妈补钙不宜过晚。中国营养学会推荐，哺乳期妈妈每天适宜的钙摄入量为 1200 毫克，而通过食物摄入是最安全可靠的方法，含钙高的食物有芝麻酱、菠菜、韭菜、蘑菇、动物肝脑、鱼类和畜禽肉汤、牛奶等。

新妈妈冬季洗澡需防风

新妈妈洗澡能解除分娩疲劳、舒缓情绪，而且还能保持身体清洁卫生，减少发病的概率。但冬季坐月子的新妈妈，最好在分娩1周后再洗澡，而且还要注意以下事项。

室温：如果新妈妈在冬季坐月子，在洗澡之前，最好先打开浴霸，将室内温度调整至26℃后再进入。

水温：洗澡时，特别要注意水温适宜，最好在37℃左右或稍热一点。

防风：冬天沐浴，必须密室避风，严防风寒乘虚而入。

时长：洗浴时间不要过长，以5~10分钟为宜。沐浴时避免大汗淋漓，因出汗太多易致头昏、晕闷、恶心欲吐等。

洗头：洗头时可用指腹按摩头皮，洗完后及时擦干，再用干毛巾包一下，避免湿头发挥发带走大量的热量，使头皮血管受到冷刺激后骤然收缩引起头痛。另外还要注意头发未干不要结辫、睡觉。

不宜多接触访客

冬天是呼吸道疾病的高发季节，新妈妈和宝宝要避免接触太多的外来探访人员，减少交叉感染的机会。大部分新生儿的感冒都是由外界的传染造成的，这点一定要重视，不可因为面子而影响了新妈妈和宝宝的健康。另外也不要让亲朋好友在新妈妈和小宝宝的房间长时间逗留，以免影响母婴休息。

穿高腰束腹裤修身护脐

冬天坐月子的新妈妈，要注意腰腹部和肚脐的保暖。可选择有收身效果的内裤和产后束身裤，以利于子宫位置复原和产后修身，或者穿一条加长的、高腰的长裤，可将整个腹部包裹，又具有保护肚脐的作用。

做好自身清洁很重要

冬天坐月子使新妈妈的卫生清洁非常不便，尽管如此，新妈妈还是要经常洗澡换衣，洗澡时最好选择淋浴而不应用盆浴。

新妈妈产后前几天身体比较虚，可以请家人帮助擦浴，而不必进行淋浴。

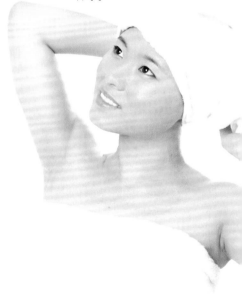

洗澡后要尽快将身上的水擦干，及时穿上衣服后再走出浴室，避免着凉。

夏天坐月子的护理细节

炎热的夏天，对坐月子的新妈妈来说，无疑是个很大的挑战，总听老人们千叮咛万嘱咐：不能用空调、不能开门开窗、不能洗澡洗头、不能吃水果……这些果真都要遵守吗？新妈妈赶紧来了解一下吧。

忌"捂"月子导致中暑

传统观念认为，坐月子应该"捂"，意思就是要多穿、多盖，避免受风着凉。这种说法有一定的道理，因为产后新妈妈的身体比较虚弱，免疫力降低，与正常人相比更容易生病，因此要多加小心。但如果天气过于炎热的话，也要根据自身情况适当减少衣物，千万不要一味地"捂"，导致中暑。居室中开空调，最好每隔2小时开窗换气1次。

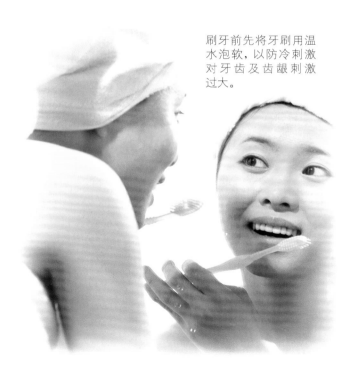

刷牙前先将牙刷用温水泡软，以防冷刺激对牙齿及齿龈刺激过大。

刷牙、洗头、洗澡一个都不能少

坐月子不能刷牙、洗头、洗澡的禁忌让很多新妈妈不敢在夏天坐月子，其实这是完全没有科学根据的。

夏季天气炎热，加上产后大量出汗，新妈妈身上总是汗淋淋的，很不舒服，因此要经常洗澡。如果是自然分娩且没有侧切，产后5天就可以淋浴了，以免身上起痱子。但是新妈妈要注意洗浴的水温不可过低，否则会反射性地引起呼吸道痉挛而诱发感冒。而且，新妈妈皮肤的毛孔全部张开着，身体受冷也易引起肌肉和关节酸痛。水温以37℃左右为宜，每次�"5~10分钟，洗后尽快擦干，以免受凉。洗澡最好采用淋浴，淋浴后，一定要把身体擦干，以免着凉。不要使用吹风机吹干头发，最好是自然晾干。

月子里应特别注意保护牙齿，因为在孕期和分娩过程中，新妈妈体内的钙质流失比较严重。因此产后要漱口，睡前刷牙，只要使用温水和软毛牙刷就可以了。

温度不能过高，湿度不要过大

炎热的夏季，室内温度很容易过高，遇到阴雨天，湿度又会过大，这都不利于新妈妈和宝宝的健康。所以要杜绝门窗紧闭的现象，经常开窗通风，保持室内空气清新。当空气中湿度过大时，可以使用空调的排湿功能。室内湿度保持在 55% 左右最合适。

避免空调、电扇风直吹

天气炎热的时候，可以使用空调、电风扇。室内温度应保持在 26~28℃ 左右，以新妈妈感觉舒适为宜。必要的时候可以开空调，或者使用电风扇，但一定要避免直接吹到新妈妈。新妈妈需穿长裤、长袖，并且穿袜子来挡风。空调的过滤网一定要经常冲洗，防止细菌滋生。

用电风扇时，不应直接吹向新妈妈和宝宝，应将电风扇固定在一个方向，吹向屋顶或墙壁，这样利用返回来的风，使室内空气流通，既达到降温的目的，又对母婴没有影响。另外，还要注意夜间最好不要吹电风扇，以免熟睡后着凉。

不可长时间待在空调房里

由于空调房密闭，空调使房间湿度低，空气质量下降，适合细菌、病毒繁殖，容易使人感到头昏、疲倦、心烦气躁，因此，新妈妈最好还是少待在空调房里为好。

即使使用空调，也要经常开窗换气，以确保室内外空气的对流交换。一般开机 1~3 小时后关机，然后打开窗户将室内空气排出，使室外新鲜空气进入。

夏季更需规律作息

在酷暑时节，人们最易出现睡眠不足、饮食不佳的情况，而吃好、睡好对新妈妈和宝宝来讲都是不可忽视的。因此，在夏季，新妈妈必须注意，不宜起居无常。作息时间没有规律，对新妈妈和宝宝都是不利的。新妈妈宜在中午适当休息，以消除疲劳，弥补晚上的睡眠不足。

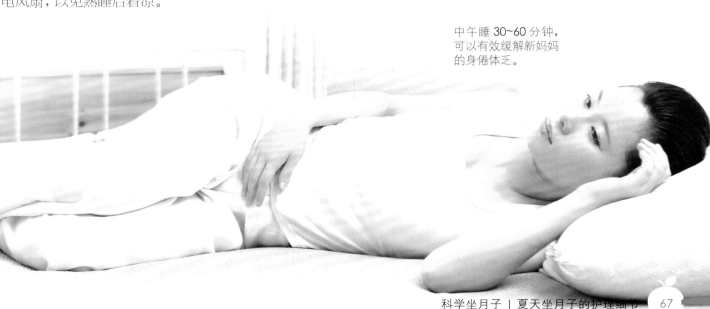

中午睡 30~60 分钟，可以有效缓解新妈妈的身倦体乏。

夏季坐月子的穿衣之道

坐月子的衣服材质最好选择纯棉的，既保暖又吸汗。产后，新妈妈最常见的身体现象就是出汗多，尤其是以夜间睡眠和初醒时最为明显，因此，新妈妈的衣物一定要选择纯棉的、透气性好的。其实，夏天坐月子，最舒适的衣服就是纯棉、宽松、薄薄的睡衣裤，不要穿睡裙，那样不方便哺乳，最好多备几套，以方便换洗。两套短袖的，可以在白天换着穿，两套长袖的，可以在晚上换着穿，以方便晚上起来哺乳或者给宝宝换尿布。

夏天比较热，有些新妈妈晚上一旦睡着了就会蹬被子，很容易着凉，最好的办法就是穿着睡衣和薄棉袜入睡。

衣服要勤洗勤换，及时烘干

夏天坐月子，有的新妈妈不到半天衣服裤子就已湿透了，所以一定要勤洗勤换，千万不要怕麻烦，要多准备一些内衣内裤和贴身的衣物，一旦感觉不舒服就马上换下来，避免着凉。衣物洗净后最好放在太阳下暴晒消毒。

夏季遇到天气不好有连续阴雨的时候或是生活在潮湿的环境里，最好能用熨斗把衣物熨干。这样可以防止衣物长时间不干，滋生细菌。

穿软底拖鞋和棉袜

夏天当然要穿拖鞋，特别是在家里，这是最方便的，那种软底的拖鞋比较舒服些。如果新妈妈的脚怕冷，那就再穿一双薄的纯棉袜。

被褥厚度要适中

夏季坐月子的新妈妈被褥的厚度要适宜，时刻保持舒适、干燥，不要捂得满头大汗，使身体失水过多或是产生中暑现象。而且，新妈妈捂得过厚，一会儿将被子掀起一会儿又盖上，忽冷忽热最易患上感冒。

夏季天热，新妈妈最好准备一块柔软、吸水性强的毛巾，出汗后及时擦拭。湿了的被褥要及时换下，在阳光下晾晒。

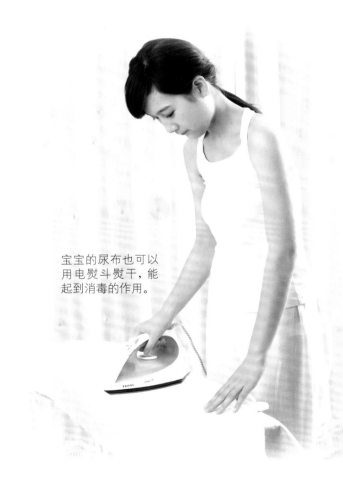

宝宝的尿布也可以用电熨斗熨干，能起到消毒的作用。

饮食清淡，忌寒凉

夏天坐月子饮食宜清淡，要多喝水，多吃豆制品和新鲜蔬菜以及适量瓜果。但不能太贪凉，否则会刺激妈妈虚弱的脾胃，宝宝也会因此而拉肚子。

在夏季坐月子时，新妈妈如果出汗多、口渴，可以食用温开水、绿豆汤、苋菜粥，也可吃些水果消暑，绝对不能吃冷饮。

夏天谨防中暑

夏天天气炎热，新妈妈坐月子不能捂得太厉害，可以适当开空调或者吹风扇，把房间温度降下来，但不能对着新妈妈和宝宝吹。同时，新妈妈的衣服须透气吸汗，但要选择长袖衣、长裤，最好穿一双薄袜子。此外，新妈妈还可以选择喝些淡盐水补充水分。

口渴、多汗、心悸、恶心、胸闷、四肢无力等症状很可能是中暑的先兆，这时家人要注意帮新妈妈降温防中暑。一旦出现体温升高、面色发红、呼吸急促、脉搏加快甚至出痱子等情况，不要自行处理，最好到医院治疗，以免出现抽搐、昏迷、血压下降等严重后果。

最好用蚊帐防蚊虫

夏季坐月子的新妈妈，会遇到恼人的蚊虫叮咬的问题。很多病菌通过蚊虫传播，给新妈妈和宝宝的健康造成很大的威胁，而市面上的防蚊虫产品，如杀虫剂、蚊香又多多少少带有毒性，蚊帐就成了新妈妈防蚊虫的最佳选择。新妈妈可选择透气性好的蚊帐来应对夏天蚊虫叮咬这一问题。

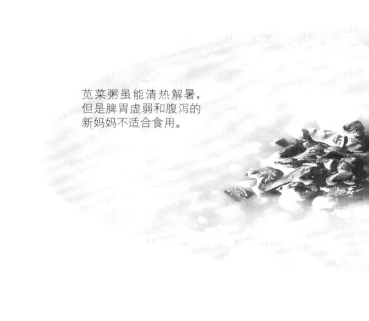

苋菜粥虽能清热解暑，但是脾胃虚弱和腹泻的新妈妈不适合食用。

不要使用麻将席

夏天坐月子的新妈妈，如果感觉太热，无法入睡，可以选择使用草席，但千万不能使用麻将席。麻将席属于竹编工艺，过于凉爽，体质虚弱的新妈妈不适合使用。

另外，给新妈妈使用的草席事先一定要擦洗干净，并在阳光下晾晒数小时，祛除草席中的螨虫等对人体有害的致病菌。使用草席时最好在上面铺一条棉质床单，既不阻挡凉意，又干燥舒适。

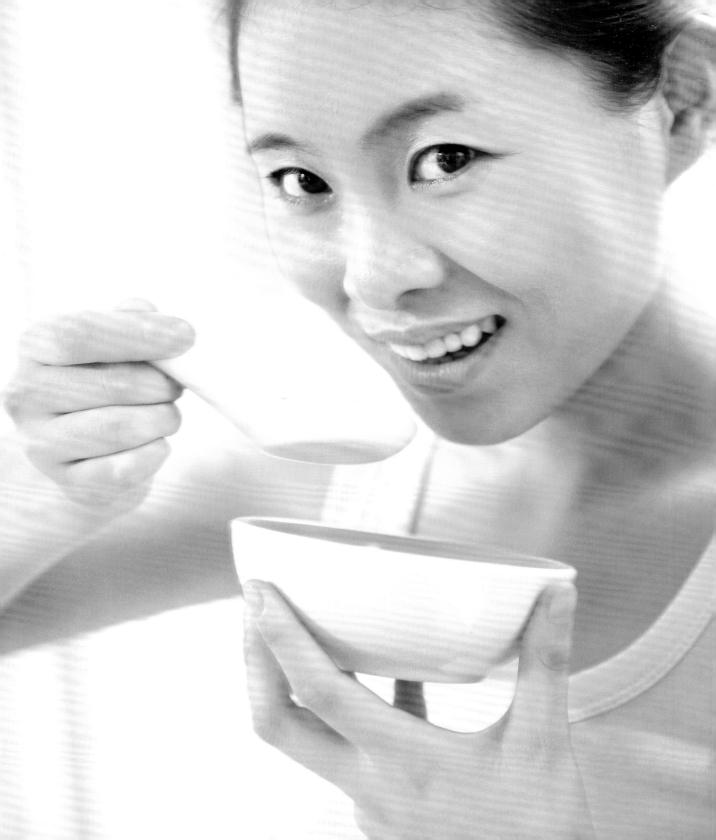

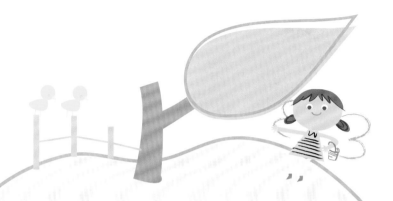

坐月子怎么吃

　　坐月子是改变女性体质的最好机会，是女性健康的重要转折点，只要新妈妈重视饮食调养，合理膳食，就能很快恢复往昔的活力，甚至更有女性魅力。那么，新妈妈到底该吃什么，怎么吃呢？我们将全方位为新妈妈解读月子里的饮食事宜。

坐月子必吃的 23 种食材

分娩使新妈妈元气大损，同时还要分泌充足的乳汁哺喂心爱的宝宝。所以，月子里新妈妈一定要适量吃一些滋补身体的食物，这样才能使身体尽快恢复，并保证充足、优质的乳汁分泌。

补气食材

有些新妈妈在产后会出现头晕目眩、神疲乏力、懒言气短的现象，要食用一些补气的食材以调养身体。

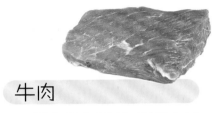

牛肉

蛋白质含量高，脂肪含量低，享有"肉中骄子"的美称。

食补功效

提高机体抗病能力：牛肉蛋白质、氨基酸组成比猪肉更接近人体需要，能提高机体抗病能力，适合产后调养之用。

具有滋养脾胃功效：中医认为，牛肉有补中益气、滋养脾胃、强健筋骨、化痰息风、止渴止涎的功能。适用于气短体虚、筋骨酸软的新妈妈食用。

食用禁忌

牛肉不宜常吃，一周两三次为宜。不宜食用反复剩热或冷藏加温的牛肉食品。内热盛的新妈妈不宜食用。不宜与猪肉、韭菜、生姜同食。

芹菜牛肉丝

营养功效： 此菜具有益气、补血的功效，牛肉和芹菜都含有丰富的铁质，非常适合产后贫血的新妈妈食用，其鲜嫩的颜色也能让新妈妈胃口大开。

原料： 牛肉 150 克，芹菜 2 棵，酱油、水淀粉、白糖、盐、葱末、姜丝各适量。

做法： ❶ 牛肉洗净，切小丁，加酱油、水淀粉腌制 10 分钟；芹菜择叶，去根，洗净，切段。❷ 热锅放油，下姜丝和葱末煸香，然后加入腌制好的牛肉和芹菜段翻炒，可适当加一点清水。❸ 最后放入适量盐和白糖，出锅即可。

冬季坐月子的新妈妈尤其适宜吃牛肉，可暖胃抗寒。

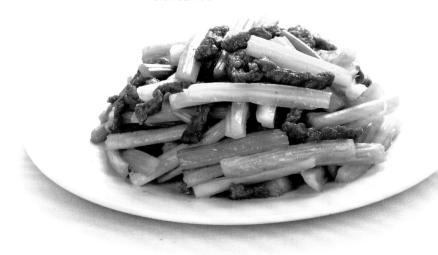

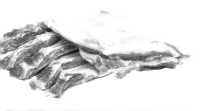

羊肉

《本草纲目》中记载羊肉能"暖中补虚，补中益气，开胃健身，益肾气，养胆明目，治虚劳寒冷，五劳七伤"。

食补功效

促进血液循环：羊肉可益气补虚、温中暖下、壮筋骨、厚肠胃，主要用于疲劳体虚、腰膝酸软、产后虚冷、腹痛等，产后吃羊肉可促进血液循环，增温祛寒。

保护新妈妈眼睛：羊肉能养血、补肝、明目。凡血虚目暗、视物不清的新妈妈可常食之。

食用禁忌

热性体质的新妈妈宜少食。发热和腹泻的新妈妈不宜多食。羊肉与西瓜不能混合食用，否则会腹泻。

黄芪羊肉汤

营养功效：此汤补血益气的同时还有安神、快速消除疲劳的作用，对于防止产后恶露不净也有一定作用。

原料：羊肉 200 克，黄芪 15 克，红枣 5 颗，姜片、盐各适量。

做法：❶ 将羊肉洗净，切成 3 厘米见方的小块，放在沸水锅中略煮去掉血沫，捞出备用。❷ 红枣洗净备用；将羊肉块、黄芪、红枣、姜片一同放入锅内，加清水，用大火煮沸。❸ 转小火慢炖至羊肉软烂，出锅前加入盐调味即可。

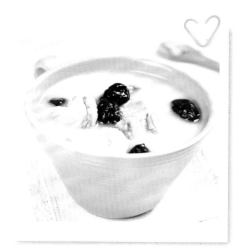

山药奶肉羹

营养功效：此奶羹益气补虚，温中暖下，适用于新妈妈疲倦气短、失眠等症，还含有优质蛋白质、膳食纤维及多种矿物质，是一道清淡可口的滋补佳品。

原料：羊瘦肉 150 克，山药半根，牛奶 120 毫升，盐、姜片各适量。

做法：❶ 羊肉洗净，切片；山药去皮，洗净，切片。❷ 将羊肉、山药、姜片放入锅内，加入适量清水，小火炖煮至肉烂，出锅前加入牛奶、盐，稍煮即可。

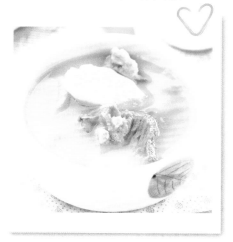

糯米

糯米是一种温和的滋补品，故古语有糯米粥为"温养胃气妙品"之说。

食补功效

改善新妈妈食欲不佳：糯米含有蛋白质、脂肪、糖类、钙、磷、铁、维生素 B_1、维生素 B_2、烟酸及碳水化合物等，营养丰富，具有补中益气、健脾养胃的功效，对食欲不佳、腹胀腹泻有一定的缓解作用。

缓解新妈妈自汗症状：糯米有收涩作用，对产后新妈妈尿频、自汗有较好的食疗效果。

食用禁忌

糯米性黏滞，难于消化，不宜一次食用过多。患有糖尿病、高脂血、肾病的新妈妈尽量少吃或不吃。产后肥胖的新妈妈也不宜食。

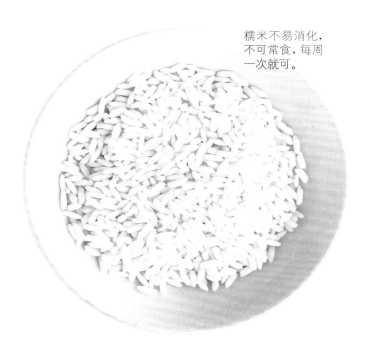

糯米不易消化，不可常食，每周一次就可。

多汗、反复感冒的新妈妈在秋季应适度增加山药的摄入量。

山药

山药可补气健脾，有"小人参"之称。但山药不同于人参的是能滋阴补气，即使体质虚弱的新妈妈食用也不会出现虚不受补的情况。

食补功效

可补中益气：山药因富含 18 种氨基酸和 10 余种矿物质，有健脾胃、补肺肾、补中益气、固肾益精、益心安神的作用。

可促进消化：山药含有淀粉酶、多酚氧化酶等物质，有利于脾胃消化和吸收功能，是一味平补脾胃的药食两用之品。

特殊的药理作用：山药中的铜离子与结缔组织对血管系统疾病有明显疗效；山药中的钙，对产后骨质疏松和牙齿脱落有极好的疗效；经常食用山药还能使新妈妈耳聪目明，延年益寿。

食用禁忌

山药养阴助湿，所以湿盛中满或有积滞、有实牙的新妈妈不宜食用。山药有收敛作用，所以患感冒、大便燥结者及肠胃积滞者忌用。

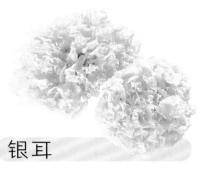

银耳

银耳，又称白木耳、雪耳、银耳子等，有"菌中之冠"的美称。

食补功效

提高免疫力：银耳含有蛋白质、脂肪和多种氨基酸及矿物质，还含有海藻糖、多缩戊糖、甘露糖醇等，营养价值很高，还可增强人体免疫力，是一种高级滋养补品。

具有美颜美肤的功效：银耳富含天然植物性胶质，有抗老去皱及紧肤的作用，常吃还可以去除雀斑、黄褐斑等。

食用禁忌

变质银耳不可食用，以防中毒。患有外感风寒、出血症、糖尿病的新妈妈应慎用。

牛奶银耳小米粥

营养功效：银耳富含植物胶质，有养阴清热、安眠健胃的功效，与小米、牛奶同食，不仅能补钙，还是新妈妈产后恢复身体的佳品。

原料：小米 50 克，鲜牛奶 120 毫升，银耳 2 朵，白糖适量。

做法：❶ 银耳洗净，择成小朵；小米淘洗干净。❷ 小米加适量水至锅中煮熟，撇去浮沫，放入银耳继续煮 20 分钟，倒入鲜牛奶，开锅放适量白糖即可。

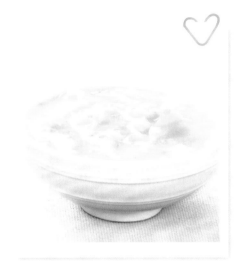

银耳花生仁汤

营养功效：银耳富含维生素 D，可促进钙的吸收，花生含一定量脂肪，新妈妈经常服用此汤，可滋补脾胃，美肤养颜。

原料：银耳 2 朵，花生 6 颗，红枣 4 颗，蜜枣 3 颗，白糖适量。

做法：❶ 将银耳用温水泡开，洗净；花生、红枣去核，蜜枣洗净。❷ 锅中注入清水，煮开，放入花生、红枣同煮，待花生煮烂时，放银耳、蜜枣同煮 5 分钟，出锅时加白糖调味即可。

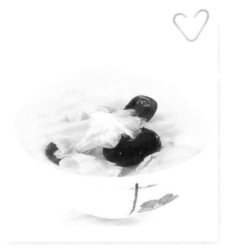

补血食材

不管是自然分娩还是剖宫产，分娩过程中都会或多或少因失血而造成贫血，而那些以往就有慢性贫血疾病的新妈妈，生完宝宝后可能会加重贫血，所以新妈妈产后要及时补充补血食材。

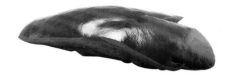

猪肝

肝脏是最理想的补血佳品。

食补功效

预防和治疗产后贫血：猪肝中铁质丰富，食用猪肝可调节和改善贫血新妈妈造血系统的生理功能。

增强人体免疫力：猪肝中具有一般肉类食品没有的维生素C和矿物质硒，能增强人体的免疫力，抗氧化，防衰老，适宜产后新妈妈食用。

保护新妈妈眼睛：猪肝中含有丰富的维生素A，能保护眼睛，维持正常视力，有效地防止眼睛干涩、疲劳。

食用禁忌

猪肝不要一次性大量食用，每周食用两三次即可。食用时要清洗干净、做熟。高血压、冠心病、高脂血症的新妈妈不宜食用。

香油猪肝汤

营养功效：猪肝有很好的补血功效，香油可促进恶露代谢、帮助子宫收缩。

原料：猪肝100克，香油、米酒、姜丝、枸杞子各适量。

做法：❶ 猪肝洗净，切成薄片。❷ 锅内倒香油，油热后加入姜丝，煎到浅褐色。❸ 再将猪肝放入锅内大火快速煸炒，煸炒5分钟后，将米酒倒入锅中。❹ 米酒煮开后，立即取出猪肝。米酒用小火煮至完全没有酒味为止，再将猪肝放回锅中，撒几粒枸杞子稍煮即可。

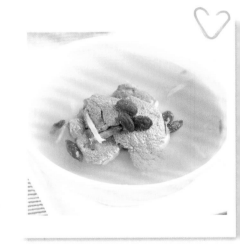

香芹炒猪肝

营养功效：猪肝能补铁养血；芹菜有平肝降压、养血补虚、镇静安神、美容养颜的功效。

原料：猪肝100克，香菇3朵，芹菜2棵，葱花、姜末、水淀粉、盐各适量。

做法：❶ 香菇泡发，切片；芹菜洗净，切段。❷ 猪肝洗净，除去筋膜，切片，加葱花、姜末、水淀粉搅匀。❸ 葱花、姜末爆香后投入猪肝片，翻炒一会儿加入香菇片及芹菜，翻炒片刻；加入鲜汤、盐，以小火煮沸，最后用水淀粉勾芡。

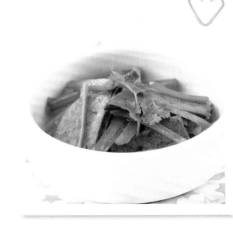

鸭肉

《本草纲目》记载鸭肉有"主大补虚劳，最消毒热，利小便，除水肿，消胀满，利脏腑，退疮肿，定惊痫"的功效。

食补功效

去除体内热气、火气：鸭肉滋五脏之阴、清虚劳之热、补血行水、养胃生津、清热健脾，特别适合产后体内有热的新妈妈食用。

可大补产后虚劳：鸭肉蛋白质含量比畜肉高。而且脂肪、碳水化合物含量适中，特别是脂肪均匀地分布于全身组织中，对产后体虚、营养不良性水肿有很好的食疗作用。

抵抗体内炎症：鸭肉所含 B 族维生素和维生素 E 较其他肉类多，能有效抵抗脚气病、神经炎和多种炎症，还能抗衰老。

食用禁忌

脾胃阴虚、经常腹泻者忌用。

糖尿病、慢性肠炎、感冒的新妈妈不宜食用。

鸭肉忌与兔肉、杨梅、核桃、木耳、胡桃、荞麦同食。

猪血

猪血又称猪红、血豆腐，物美价廉，堪称"养血之玉"。

食补功效

预防缺铁性贫血：猪血含铁量非常丰富，每 100 克猪血含铁高达 45 毫克，比猪肝高两倍，摄入后更易为人体吸收利用，产后新妈妈常吃猪血可以起到补血的作用。

加快体内毒素排出：猪血中的血浆蛋白被人体内的胃酸分解后，会产生一种解毒、清肠分解物，能够与侵入人体内的粉尘、有害金属微粒发生化合反应，易于将毒素排出体外。

抑制肿瘤生长：猪血中含有的钴是防止人体内恶性肿瘤生长的重要矿物质，这在其他食品中是难以摄取的。

食用禁忌

过量食用，会造成铁中毒，一周食用不超过 2 次。患有高胆固醇、肝病、高血压、冠心病患者应少食。猪血不宜与大豆同吃，否则会引起消化不良。猪血忌与海带同食，会导致便秘。

菠菜猪红汤

营养功效：滋肾补肺，润肠通便。菠菜和猪血都有很好的补血功效，适合产后新妈妈食用。

原料：猪血 1 块，菠菜 3 棵，盐、香油、姜片各适量。

做法：❶ 猪血洗净，切块；新鲜菠菜洗净切成段，用开水焯一下。❷ 锅中加水，放入猪血块和菠菜段、姜片，煮开；加入盐和香油调味即可。

菠菜含草酸较多，烹饪前需用开水焯一两分钟。

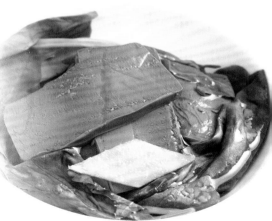

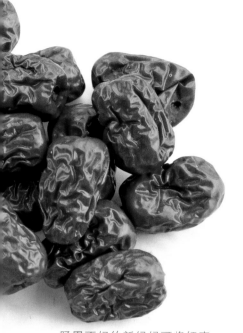

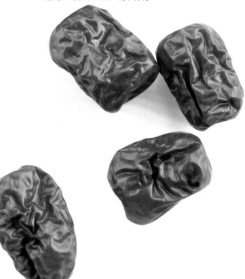

肠胃不好的新妈妈可将红枣泡水喝，补血又养颜。

红枣

红枣是补血、补气、补虚的营养佳品，被誉为"百果之王"。

食补功效

防止产后虚劳：红枣含有丰富的维生素 A、B 族维生素、维生素 C 等人体必需的维生素和氨基酸、矿物质，具有益气养肾、补血养颜、补肝降压、治虚劳损的功效。

提高人体免疫力：红枣中含有与人参中所含类同的皂苷，具有增强人体耐力和抗疲劳作用。

防止产后骨质疏松：红枣中富含钙和铁，对防治产后骨质疏松、产后贫血有重要作用。

预防胆结石：鲜枣中丰富的维生素 C，能使体内多余的胆固醇转变为胆汁酸，胆固醇少了，结石形成的概率也就会随之减少。

食用禁忌

红枣含糖量太高，糖尿病人最好少食用。枣皮不容易消化，吃时一定要充分咀嚼，且肠胃不好的新妈妈一定不能多吃。不可过量食用红枣，否则会出现胃胀气。

枸杞子

枸杞子的营养成分丰富，是营养全面的天然食物，有促进和调节免疫功能的神奇功效。

食补功效

增强人体的造血功能：枸杞子有明显促进造血细胞增殖的作用，可以使红细胞数增多，增强人体的造血功能。

增强机体适应调节能力：食用枸杞子不但增强机体功能，促进健康恢复，而且能提高机体的抗病能力，抵御病邪的侵害。

具有显著的明目作用：枸杞子对由肝血不足、肾阴亏虚引起的视物昏花和夜盲症有很好的食疗作用。

食用禁忌

外邪实热，脾虚有湿及泄泻者忌服。枸杞子不可过量食用，一天最多可食用 50 克。

有酒味的枸杞子已经变质，不可食用。

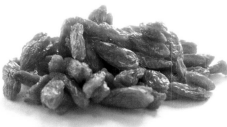

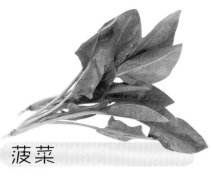

菠菜

菠菜可补血止血，利五脏，通血脉，止渴润肠，滋阴平肝，帮助消化。

食补功效

菠菜能通肠导便、防治痔疮：菠菜含有大量的膳食纤维，具有促进肠道蠕动的作用，利于排便，且能促进胰腺分泌，帮助消化，排除体内毒素，对缓解产后便秘和痔疮有很好的功效。

能增强抗病能力：菠菜中所含的胡萝卜素，在人体内转变成维生素 A，能维护正常视力和上皮细胞的健康，增加预防传染病的能力，帮助新妈妈提高免疫力。

食用禁忌

肾炎和肾结石者不宜食。生菠菜不宜与豆腐共煮，应将其用沸水焯烫后再与豆腐共煮。

菠菜鱼片汤

营养功效：菠菜鱼片汤含有丰富的蛋白质、脂肪、钙、磷、铁、锌、维生素 B_1、维生素 B_2、维生素 C 等多种营养素，有增乳、补血的功效。

原料：鲤鱼 1 条，菠菜 3 棵，葱段、姜片、盐各适量。

做法： ❶ 将鲤鱼处理干净，清洗后切成 0.5 厘米厚的薄片，用盐腌 20 分钟；菠菜洗净切段。❷ 油锅烧至五成热时，下入姜片、葱段，爆出香味，再下鱼片略煎。❸ 加入适量清水，用大火煮沸后改用小火煮 20 分钟，投入菠菜段，加盐调味即可。

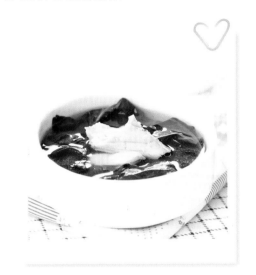

猪肝拌菠菜

营养功效：猪肝和菠菜同食，滋阴补血功效更强，这道菜不仅能调动新妈妈的胃口，还能促进铁质和钙质的吸收。

原料：猪肝 40 克，菠菜 3 棵，海米、香菜段、蒜泥、香油、盐、酱油、醋各适量。

做法： ❶ 猪肝洗净，煮熟，切成薄片；海米用温水浸泡；菠菜洗净，余烫，切段。❷ 用盐、酱油、醋、蒜泥、香油兑成调味汁。❸ 将菠菜放在盘内，放入猪肝片、香菜段、海米，倒上调味汁拌匀即可。

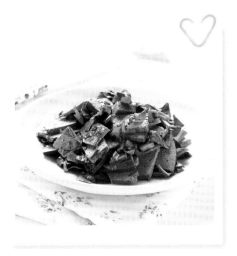

催乳食材

催乳是新妈妈坐月子中的一项重要任务，产后第二三周新妈妈就可以适当补充催乳食材了，新妈妈不要以为只有动物性食品才有催乳作用，其实，一些植物性食材也有很好的通乳、下乳功效。

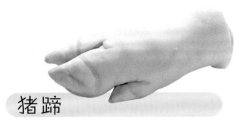

猪蹄

猪蹄营养丰富，被人们称为"类似于熊掌的美味佳肴"，是产后新妈妈的催乳佳品。

食补功效

加速新陈代谢：猪蹄中含有丰富的胶原蛋白，胶原蛋白可使皮肤保持弹性；猪蹄汤还具有催乳作用，对于哺乳期的新妈妈能起到催乳和美容的双重作用。

镇静神经助睡眠：猪蹄中的胶原蛋白由众多的氨基酸组成，这些氨基酸在人体内参与合成胶原，而且它在大脑细胞中是一种中枢神经抑制性递质，能产生对中枢神经的镇静作用。

食用禁忌

胃肠消化功能弱的新妈妈一次不可吃太多猪蹄。临睡前不宜吃猪蹄，以免增加血液黏稠度。猪蹄不可与甘草同吃，否则会引起中毒。

猪蹄茭白汤

营养功效：猪蹄可以促进骨髓增长，猪蹄中的大分子胶原蛋白质对皮肤具有特殊的营养作用。更神奇的是这款汤可有效地增强乳汁的分泌，促进乳房发育。

原料：猪蹄半个，茭白1棵，葱段、姜片、盐各适量。

做法：❶ 猪蹄用沸水烫后刮去浮皮，用小镊子拔去毛，并反复冲洗干净。❷ 将猪蹄放入锅内，加入清水没过猪蹄，再将葱段、姜片也一同放入锅内，大火煮沸。❸ 煮沸后汤中会出现一些浮沫，要撇去汤中的浮沫，以保证汤的清透。❹ 改用小火将猪蹄炖至酥烂。❺ 猪蹄酥烂后放入切好的茭白片，再煮5分钟，加入盐调味即可。

猪蹄作为通乳食疗之用应少放盐，不放味精和鸡精。

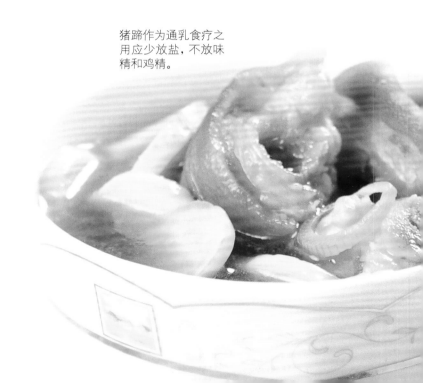

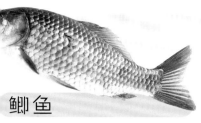

鲫鱼

从古至今，鲫鱼都是催乳的佳品，鲫鱼有中和补虚、渗湿利水、通乳之功效。

食补功效

补虚又通乳：鲫鱼味甘，性平，含有丰富的蛋白质、脂肪、糖、钙、磷、多种维生素等营养物质，有健脾利湿，和中开胃，活血通络、温中下气之功效，对产后脾胃虚弱有很好的滋补食疗作用，非常适合产后虚弱的新妈妈。

修复肌肤：鲫鱼对新妈妈肌肤的恢复也有非常好的助益作用。

食用禁忌

感冒发热期间不宜多吃鲫鱼。

鲫鱼不宜和大蒜、白糖、蜂蜜、猪肝、鸡肉以及中药麦冬、厚朴一同食用。

吃鱼前后忌喝茶。

枸杞红枣蒸鲫鱼

营养功效：鲫鱼不仅通乳的效果明显，而且肉质细嫩，对新妈妈补虚养身也有很好的效果，搭配红枣和枸杞子，还有很好的补血养肝的作用。

原料：鲫鱼 1 条，枸杞子 10 克，红枣 2 颗，葱姜汁、料酒、盐、醋各适量。

做法：❶ 将鲫鱼去鳞、鳃及内脏，洗干净；用开水烫一下，再用温水冲过。❷ 鲫鱼腹中放 2 颗红枣，再将鲫鱼放入汤碗内，倒进枸杞子、料酒、醋、清汤、葱姜汁，撒入适量盐。❸ 把汤碗放入蒸锅内蒸 20 分钟左右即可。

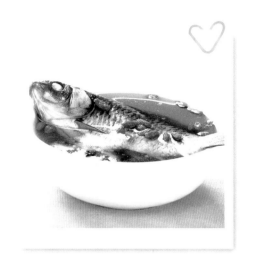

鲫鱼丝瓜汤

营养功效：丝瓜提供了充足的 B 族维生素和维生素 C，鲫鱼富含蛋白质，此道汤品是新妈妈通乳下乳的佳品。

原料：鲫鱼 1 条，丝瓜半根，姜片、盐各适量。

做法：❶ 鲫鱼去鳞、去鳃、去内脏，洗净，切小块。❷ 丝瓜去皮，洗净，切成段。❸ 锅中放入清水，把丝瓜和鲫鱼一起放入锅中，再放入姜片、盐，先用大火煮沸，后改用小火慢炖至鱼熟即可食用。

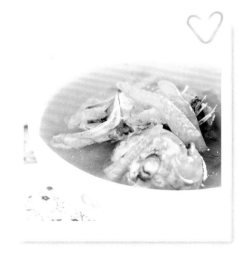

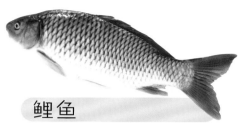

鲤鱼

鲤鱼体态肥壮，肉质细嫩鲜美，营养价值很高，怀孕和产后都可以常食。

食补功效

可通乳、下乳：鲤鱼的蛋白质不但含量高，而且质量也很高，人体消化吸收率可达96%，可利水消肿，通乳下奶，对乳汁不通、乳汁少的新妈妈很有益处。

有利于排出恶露：月子里多吃鲤鱼，能够帮助新妈妈子宫尽快排出恶露。研究证明，鲤鱼比其他鱼类更能促进子宫收缩，而恶露的排出与子宫的收缩力密切相关。

食用禁忌

鲤鱼是发物，剖宫产和会阴侧切的新妈妈最好等伤口愈合后再食用。

鲤鱼忌与绿豆、芋头、猪肝、鸡肉、南瓜同食。

鲤鱼大枣汤

营养功效：鲤鱼有滋补健胃、利水消肿的功效，配以补血健脾的红枣，既可用于新妈妈产后水肿的食疗，又可补养身体，还能通乳、催乳。

原料：鲤鱼1条，红枣4颗，盐、料酒各适量。

做法：❶ 将红枣去核，冲洗干净；鲤鱼去鳞、鳃，清水洗净。❷ 锅置于火上加清水适量，放入鲤鱼、红枣、盐、料酒，煮至鱼肉熟烂即可。

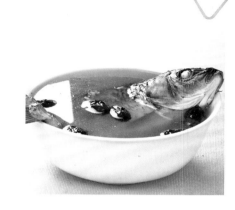

鲤鱼黄瓜汤

营养功效：鲤鱼中所含的脂肪极少，而且营养丰富。此汤品滋补又养颜，还能令新妈妈心情愉悦。

原料：鲤鱼1条，黄瓜半根，盐、香油各适量。

做法：❶ 黄瓜洗净，切片，备用；将鲤鱼去鳃、去鳞，洗净，沥干。❷ 将鲤鱼、黄瓜放入锅内，加清水煮开，去浮沫，转小火煮20分钟。❸ 出锅前加入盐调味，淋入香油即可。

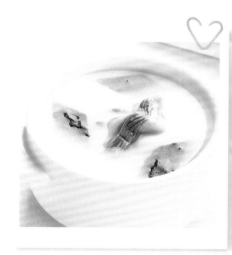

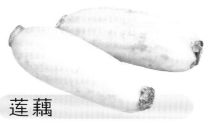

莲藕

莲藕微甜而脆，生食熟吃皆可，是产后新妈妈上好的滋补佳珍。

食补功效

清除子宫瘀血：莲藕中含有大量的碳水化合物、维生素和矿物质，营养丰富，清淡爽口，是祛瘀生新的佳蔬良药，新妈妈多吃莲藕，能及早清除子宫内积存的瘀血。

增进食欲，促进消化：莲藕散发出一种独特清香，还含有鞣质，有健脾止泻的作用，还能增进食欲，促进消化，开胃健中，产后食欲不佳的新妈妈尤其适合食用。

食用禁忌

藕性偏凉，故新妈妈不宜过早食用，一般产后 2 周后再吃。

发黑、有异味的莲藕不宜食用。

花生红枣莲藕汤

营养功效：莲藕能清除腹内积存的淤血，增进食欲，帮助消化，促进乳汁分泌，可以补血逐瘀。

原料：香菇 3 朵，莲藕 1 节，花生、红枣、白果各 4 颗，姜片、盐各适量。

做法：❶ 香菇洗净，用温水浸泡；莲藕洗净，削皮，切成片备用；花生放开水锅里煮一下，以去涩味。❷ 砂锅烧水，水开后，把莲藕、香菇、姜片，连同花生、红枣、白果一起放入锅里，再倒少量花生油炖 1 小时，出锅前加盐调味即可。

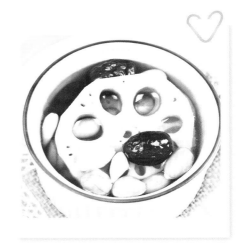

山药莲藕汤

营养功效：莲藕富含 B 族维生素，不仅能消除疲劳，还可下乳，对安抚新妈妈焦虑、委屈的情绪也有积极的疗效。同时，枸杞子还能提高新妈妈免疫力。

原料：山药半根，莲藕 1 节，枸杞子、姜丝、盐各适量。

做法：❶ 将枸杞子泡一下；山药和莲藕洗净去皮并切片。❷ 锅置火上，倒入油，待油热至七成时，放入姜丝爆香，之后注入清汤煮沸。❸ 放入山药片、莲藕片和泡好的枸杞子，之后用中火煮至熟透。❹ 出锅前加入盐调味即可。

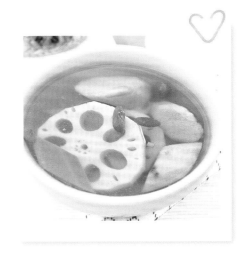

补钙食材

由于 0~6 个月母乳宝宝的骨骼形成所需要的钙完全来源于妈妈，所以哺乳妈妈消耗的钙量要远远大于普通人，为了满足宝宝发育需要，哺乳妈妈应及时补钙。除了每天喝杯牛奶外，还可多吃些豆腐、海米、芝麻、西蓝花及紫甘蓝等，在家里也要争取多晒太阳。当然，非哺乳妈妈也不要忽视补钙。

豆腐

豆腐是高蛋白、低脂肪的美食佳品，素有"植物肉"的美称。

食补功效

可增加乳汁中钙的含量：豆腐的消化吸收率达 95% 以上，两小块豆腐，就可满足一个人一天钙的需要量，可使乳汁保持稳定的含钙量，有益于宝宝的生长发育。

有清洁肠胃的作用：豆腐为补益清热养生食品，常食可补中益气、清热润燥、生津止渴、清洁肠胃，更适于热性体质的新妈妈调养食用。

可防止骨质疏松：豆腐含有丰富的植物雌激素，对防治骨质疏松症有良好的作用。

食用禁忌

患有产后痛风的新妈妈忌食豆腐。脾胃虚寒、经常腹泻便溏者忌食。过量食用豆腐很容易导致碘缺乏。

豆腐虽好，但不能一次食用过多，否则易出现腹胀、腹泻等症状。

牛奶

牛奶，最古老的天然饮料之一，被称为"接近完美的食品"。

食补功效

保持母乳中钙的含量：新妈妈适当喝牛奶有助于保持母乳中钙的含量相对稳定。

增强体质：牛奶含有丰富的维生素 A、B 族维生素、维生素 C，能提高视力，美白皮肤，提高人体免疫力，增强体质。

可帮助新妈妈睡眠：睡前一杯温热的牛奶，对产后失眠的新妈妈特别有效。

食用禁忌

不要空腹喝牛奶，喝牛奶的同时还应吃些面包、糕点等。

菠菜不宜和牛奶同食，牛奶含钙，菠菜含草酸，两者同食会结合成不溶性草酸钙，极大影响钙的吸收。

虾皮

虾皮（又叫虾米皮）中含有丰富的蛋白质和矿物质，尤其是钙的含量极为丰富，有"钙库"之称。

食补功效

减少体内胆固醇含量：虾皮中含有丰富的镁元素，对心脏活动具有重要的调节作用，能很好地保护心血管系统，还可减少血液中的胆固醇含量。

帮助体虚的新妈妈滋补调养：虾皮营养丰富，含钙量仅次于芝麻酱，蛋白质含量是鱼、蛋、奶的几倍到几十倍，还含有丰富的钾、碘、镁、磷等矿物质及维生素A、氨茶碱等成分，且其肉质松软，易消化，对产后虚弱的新妈妈是极好的滋补食物。

有镇定作用：虾皮中含有一种特殊的物质，能起到镇定的作用，对产后神经衰弱的新妈妈也有很好的食疗功效。

食用禁忌

上火之时不宜食用。

虾皮为发物，患有皮肤疥癣者忌食。

海带

海带含有大量的碘，具有"碱性食物之冠"的美称。

食补功效

加速体内新陈代谢：海带含有大量的碘，可以促使甲状腺的机能提升，对于热量的消耗及身体的新陈代谢很有帮助。

有利于消除水肿：钾是海带营养的一大重点，可以平衡身体内的钠，帮助身体多余水分的代谢，消除水肿，还能消除赘肉，是产后妈妈瘦身的天然食物之选。

可促进消化：海带中含有大量的不饱和脂肪酸及膳食纤维，可以迅速清除血管壁上多余的胆固醇，并且帮助胃液进行分泌，达到促进消化的目的，对于肠胃蠕动有很大帮助。

食用禁忌

脾胃虚寒者忌食，身体消瘦者不宜食用。

海带不可过量食用，每周食用一两次即可。

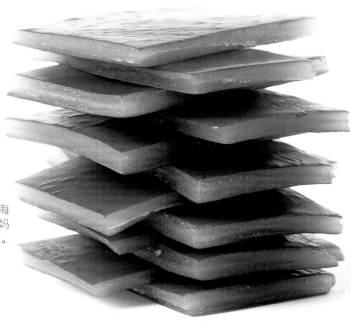

冬季适当吃些海带可改善新妈妈手脚冰冷的症状。

补虚食材

新妈妈产后元气大损，气血空虚，尤其是怀孕前本来就体弱的新妈妈，更要注意调理。其实，新妈妈完全可以通过产后的调补，改变虚弱体质，故有"补在产后"之称。

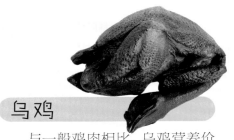

乌鸡

与一般鸡肉相比，乌鸡营养价值更为丰富，自古享有"药鸡"之称。

食补功效

调节人体免疫力：乌鸡有相当高的滋补药用价值，特别是富含极高滋补药用价值的黑色素，有滋阴、补肾、养血、益肝、退热、补虚的作用，能调节人体免疫功能和抗衰老，是补气虚、养身体的上好佳品。

具有多种食疗功效：食用乌鸡对产后亏虚、乳汁不足及气血亏虚引起的月经不调、子宫虚寒、行经腹痛、崩漏带下、身体瘦弱等症，均有很好的疗效。

食用禁忌

炖煮时不要用高压锅，使用砂锅小火慢炖最好。

姜枣枸杞乌鸡汤

营养功效：乌鸡汤可滋补肝肾，益气补血，滋阴清热，对产后气虚、血虚、脾虚、肾虚等症尤为有效，还能提升新妈妈乳汁的质量，加上枸杞子，更添温补功效。

原料：乌鸡1只，生姜1小块，红枣6颗，枸杞子10克，盐、料酒各适量。

做法： ❶ 乌鸡开膛，去内脏，洗净；红枣、枸杞子洗净；生姜洗净去皮切碎。❷ 将乌鸡放进温水里加入料酒用大火煮，待水沸后捞出乌鸡，放进清水里洗去浮沫，去掉血腥味儿。❸ 将红枣、枸杞子、生姜放入乌鸡腹中，放入锅内，加水，大火煮开后再改用小火炖至乌鸡肉熟烂。❹ 出锅时加入适量盐调味即可。

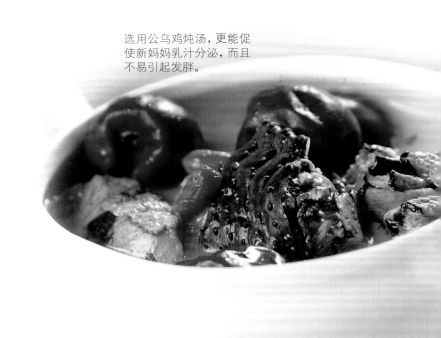

选用公乌鸡炖汤，更能促使新妈妈乳汁分泌，而且不易引起发胖。

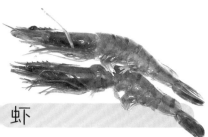

虾

虾口味鲜美、营养丰富，有菜中之"甘草"的美称。

食补功效

有很好的通乳作用：虾营养丰富，肉质松软，易消化，对身体虚弱以及产后需要调养的新妈妈来说是极好的食物。虾的通乳作用较强，并且富含磷、钙，对产后乳汁分泌较少、胃口较差的新妈妈很有补益功效。

保持充沛的体力和精力：每虾中含有重要的脂肪酸，能使新妈妈长时间保持充沛的精力和体力，以便更好地照顾和护理宝宝。

食用禁忌

哺乳新妈妈食用虾后要观察宝宝是否有过敏现象，如果有，就要立即停止食用。

颜色发红、身软、掉头的虾不新鲜，尽量不要吃。

明虾炖豆腐

营养功效：虾营养丰富，易消化，对产后身体虚弱的新妈妈而言是极好的进补食物。同时，虾的通乳作用较强，对产后乳汁分泌不畅的新妈妈尤为适宜。

原料：鲜虾 4 只，豆腐 1 块，姜片、盐各适量。

做法：❶ 将虾线挑出，去掉虾须、去虾皮，洗净备用；豆腐切成小块，备用。❷ 锅内放水置火上烧沸，将虾和豆腐块放入烫一下，盛出备用。❸ 锅置火上，放入虾、豆腐块和姜片，煮沸后撇去浮沫，转小火炖至虾肉熟透，拣去姜片，放入盐调味即可。

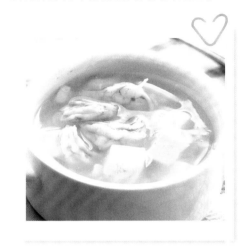

虾仁馄饨

营养功效：虾含有丰富的蛋白质和钙质，是产后补钙、催乳的佳品。

原料：鲜虾仁 6 个，猪肉 50 克，胡萝卜半根，盐、香菜、香油、葱末、姜末、馄饨皮各适量。

做法：❶ 将新鲜虾仁、猪肉、胡萝卜、葱末、姜末放在一起剁碎，加入油、盐拌匀。❷ 把做成的馅料分成 8~10 份，包入馄饨皮中。❸ 将包好的馄饨放在沸水中煮熟。❹ 将馄饨盛入碗中，再加盐、香菜、葱末、香油调味即可。

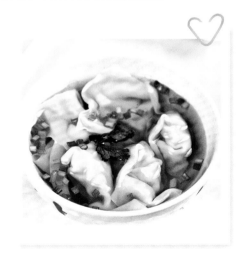

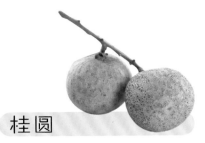

桂圆

桂圆，又名龙眼，是我国南方的名贵特产，历史上有"南桂圆北人参"之说，可见桂圆的滋补功效。

食补功效

提高记忆力：桂圆含有葡萄糖、蔗糖及多种维生素，可补心脾、补气血、安神，提高记忆力，对产后失眠、健忘、惊悸有很好的缓解作用。

既补虚又补血：桂圆是名贵的补品，适用于产后体虚、气血不足或营养不良、贫血的新妈妈食用。

防止衰老：桂圆能抑制人体内使人衰老的一种酶的活性，加上所含的丰富的蛋白质、维生素及矿物质，久食可"使人轻身不老"。

食用禁忌

避免多食桂圆，以免引起新妈妈上火。桂圆助包心火，故火气大者、发炎者忌食。肺热有痰者不适合食用桂圆。

桂圆红枣茶

营养功效：适用于产后体虚、气血不足或营养不良、贫血的新妈妈食用。红枣与桂圆共用具有极佳的补血养气效果。此道汤最好在新妈妈恶露排净后再食用。

原料：红枣 6 颗，桂圆 4 颗。

做法：❶ 红枣洗净去核，枣肉备用。❷ 桂圆剥去壳，桂圆肉备用。❸ 将桂圆、红枣放入锅内，加入清水煮沸，转小火再煮 30 分钟即可饮用。

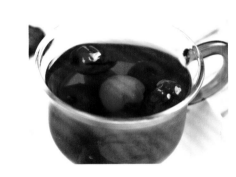

银耳桂圆汤

营养功效：此汤入口甜香，桂圆与银耳同食，安神、助眠功效更佳。

原料：银耳 1 朵，去核桂圆 3 颗，冰糖适量。

做法：❶ 银耳泡发，去蒂，撕小朵；桂圆肉洗净。❷ 将银耳、桂圆放入砂锅中，加适量清水，以中火煲 45 分钟。❸ 放入冰糖，以小火煮至冰糖溶化即可。

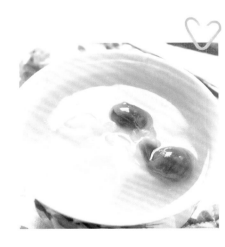

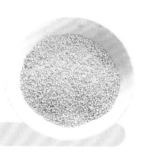

小·米

小米粒小，色淡黄或深黄，煮成粥有甜香味，有"代参汤"之美称。

食补功效

可增进食欲：小米中富含维生素 B_1 和维生素 B_2，膳食纤维含量也很高，产后应多吃些，不仅能帮助新妈妈恢复体力，还能刺激肠蠕动，增加食欲。

有镇静、安眠的功效：小米除了补充元气之外，还有催眠的功效，是产后失眠妈妈的必备品。

食用禁忌

小米粥不宜煮得太稀，也不应完全以小米为月子里的主食。

小米和虾皮性味不和，同食会致人恶心、呕吐。

胡萝卜小米粥

营养功效：小米与胡萝卜同食，可滋阴养血，同时，胡萝卜和小米同煮后特有的甜香能令没有食欲的新妈妈胃口好转。

原料：小米半碗，胡萝卜半根。

做法：❶ 小米淘洗干净；胡萝卜洗净，切丁。❷ 将小米和胡萝卜放入锅中，加适量水，大火煮沸，转小火煮至胡萝卜绵软，小米开花即可。

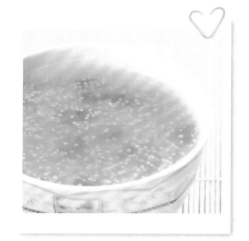

豆浆小米粥

营养功效：在新妈妈大补之时，适时喝些清淡营养的粥品对肠胃极有好处，豆浆小米粥醇香甘甜，适合新妈妈的口味。

原料：小米半碗，大豆 50 克，蜂蜜适量。

做法：❶ 将大豆泡好，加水磨成豆浆，用纱布过滤去渣，备用。❷ 小米洗净，泡 30 分钟，磨成糊状，用纱布过滤去渣。❸ 锅中放水，烧开后加入豆浆，再开时撇去浮沫儿，放入小米糊用勺沿一个方向搅匀。❹ 出锅前加入适量蜂蜜调匀即可。

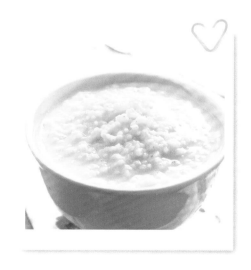

不同体质的产妇怎么吃

　　体质不同，新妈妈月子期间的饮食肯定也不同。新妈妈分娩后，需要适当进补，但是新妈妈进补不能盲目进行，应讲究科学性。产后的滋补不应局限于营养的补充，而是依据新妈妈的体质，选择合适的食材，才能迅速恢复生理机能。

了解你的体质

　　产后新妈妈调补身体，讲究辨证论治，对体质的辨别是其中重要的一项，新妈妈应该根据自己的体质属性，进行合理的食补。很多新妈妈不知道自己属于哪种体质，可以根据下面的表格加以辨别。

体质属性	寒性体质	热性体质	中性体质	气虚体质	血虚体质	阴虚体质	阳虚体质
体质特征	面色苍白 怕冷或四肢冰冷 口淡不渴 大便稀软 尿量多且色淡 舌苔白 易感冒 头晕无力 喜欢喝热饮	面红目赤 四肢或手足心热 口干或口苦 大便干硬或便秘 尿量少而色黄 舌苔黄或干 舌质红赤 易口破 易长痘疮	不寒凉不燥热 不口干 食欲正常 舌头红润 舌苔淡薄 无特殊慢性疾病	说话无力 经常出虚汗 呼吸短促 疲乏无力 舌淡苔白 脉虚弱	面色苍白 视物不明 四肢麻木 皮肤干燥 口唇淡白 脉细无力 易头晕眼花 月经量少	怕热 易怒 口干咽痛 大便干燥 小便短赤或黄 舌质红 腰酸背痛 易盗汗	怕寒喜暖 手足不温 口淡不渴 小便清长 大便溏薄 舌苔白滑

寒性体质的饮食调养

这种体质的新妈妈肠胃虚寒、手脚冰冷、气血循环不良，应吃较为温补的食物，如麻油鸡、烧酒鸡、四物鸡汤或十全大补汤等，原则上不能太油，以免腹泻。食用温补的食物或药补可促进血液循环，达到气血双补的目的，而且筋骨较不易扭伤，腰背也不容易酸痛。

适宜吃些：荔枝、桂圆、苹果、草莓、樱桃、葡萄等。

不宜多吃：西瓜、木瓜、柚子、梨、杨桃、橘子、西红柿、香瓜、哈密瓜等。

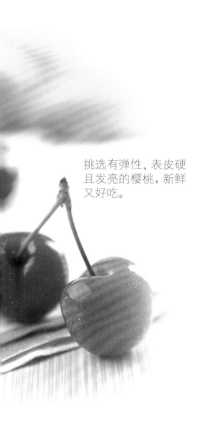

挑选有弹性、表皮硬且发亮的樱桃，新鲜又好吃。

麻油鸡

营养功效：麻油鸡是一道营养非常丰富的佳肴，不仅可以补气补血，还可健脾开胃，使身体尽快恢复元气，其温和的滋补作用最适合寒性体质的新妈妈食用。

原料：三黄鸡 1 只，黑芝麻香油、姜片、盐、冰糖、米酒各适量。

做法：❶ 将三黄鸡洗净，切块。❷ 锅中放入水，将三黄鸡块放入水中，大火烧开，捞出鸡块洗净。❸ 炒锅中放入黑芝麻香油，再爆香姜片，放入鸡块，煸炒至鸡块边缘微焦。❹ 加入冰糖和米酒继续翻炒，放入热水，大火烧开后连汤带鸡块一同倒入砂锅中，调成小火加盖焖煮 40 分钟。❺ 最后调入盐后继续焖煮 10 分钟即可。

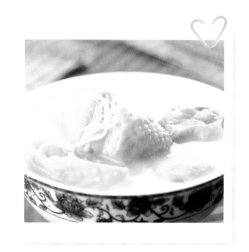

四物鸡汤

营养功效：四物药材可以促进子宫收缩，具有减轻腹痛的作用。

原料：乌鸡 1 只，当归 10 克，川芎 6 克，白芍 10 克，熟地 10 克，盐、姜片、葱段、料酒各适量。

做法：❶ 将乌鸡去毛、脚，取内脏，洗净，入沸水中焯，再入清水中洗净。❷ 当归、川芎、白芍、熟地洗净，分别切成薄片，装入双层纱布袋中。❸ 将锅置火上，放入乌鸡和药包，汤沸后，撇去浮沫，再加姜片、葱段、料酒，移至小火上炖至鸡肉和骨架软，加盐调味，除去药包、姜片、葱段即成。

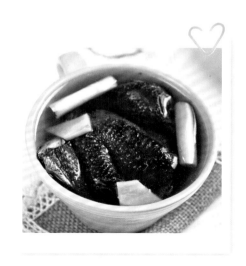

热性体质的饮食调养

这种体质的新妈妈不宜多吃麻油鸡；煮麻油鸡时，姜及麻油用量要减少，酒也少用。宜用食物来滋补，例如山药鸡、黑糯米粥、鱼汤、排骨汤等，蔬菜类可选丝瓜、冬瓜、莲藕等，或吃青菜豆腐汤，以降低火气。腰酸的新妈妈用少量炒杜仲煮猪腰汤即可，这样不会引起上火。

适宜吃些：糯米、莲藕、冬瓜、橙子、草莓、樱桃、葡萄等。

不宜多吃：荔枝、桂圆、芒果等。

洗草莓时，千万不要把草莓蒂去掉再用水浸泡，以免残留农药进入果实内部。

山药粥

营养功效：山药粥不仅能清热益气，滋阴润肺，而且山药是静心安神之物，热性体质的新妈妈易失眠、焦虑，食用山药能大大缓解其症状。

原料：粳米 1/3 碗，山药半根，白糖适量。

做法：❶ 将粳米洗净，用清水浸泡 30 分钟。❷ 将山药洗净，削皮后切成块。❸ 锅内加入清水，将山药放入锅中，加入粳米，同煮成粥。❹ 待粳米绵软，再加白糖煮片刻即可。

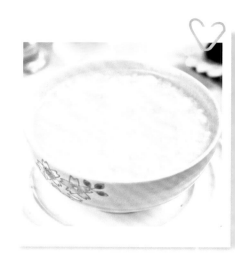

三鲜冬瓜汤

营养功效：此汤品鲜美可口，清淡怡人，为新妈妈提供了丰富的维生素和多种矿物质，可加速新妈妈体内新陈代谢，还能降火，符合热性体质新妈妈的饮食原则。

原料：冬瓜 1 块，冬笋半根，西红柿 1 个，鲜香菇 2 朵，盐适量。

做法：❶ 将除盐外的所有食材洗净切好备用。❷ 将切好的食材放入锅中，加清水煮熟，出锅前放盐调味即可。

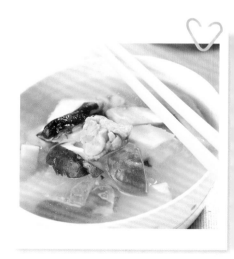

中性体质的饮食调养

这种体质的新妈妈饮食上比较容易选择，可以食补与药补相交替食用，没有什么特别问题。如果进补之后出现口干、口苦或长痘疮等症，就停一下药补，建议多用食补，同时吃些降火的蔬菜，也可喝一小杯常温的纯橙汁或纯葡萄汁。

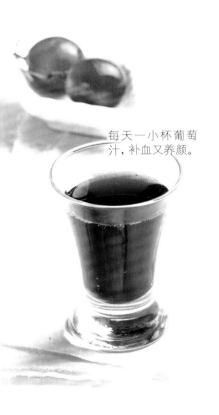

每天一小杯葡萄汁，补血又养颜。

茭白炖排骨

营养功效：排骨富含铁和钙，茭白能降低油腻感，此汤品可补充钙，强筋健骨，是产后新妈妈补充营养的佳品。

原料：排骨 100 克，香菇、茭白、白萝卜各 20 克，姜片、盐各适量。

做法：❶ 茭白洗净，切成约 3 厘米长的块状。❷ 排骨洗净切小段，在开水中余一下，再捞起洗净；香菇冲净用清水泡软。❸ 白萝卜洗净，削皮切成约 3 厘米长的块状。❹ 汤锅放水煮开，放入排骨、白萝卜、香菇和姜片大火煮 20 分钟，接着放入茭白，转中小火煲半小时，下盐调味即可。

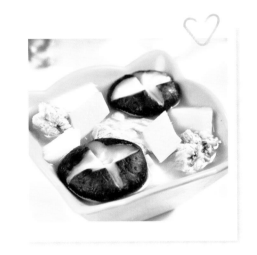

蔬菜豆皮卷

营养功效：此菜含有维生素 B_1、维生素 B_2、维生素 C、β - 胡萝卜素及多种矿物质，有助于产后新妈妈开胃去火，平和体质的新妈妈进补过量，可以适量食用以败火。

原料：豆皮 1 张，绿豆芽 1 把，豆干 1 块，胡萝卜半根，紫甘蓝半棵，盐、香油各适量。

做法：❶ 将紫甘蓝、胡萝卜洗净、切丝备用；绿豆芽洗净；豆干洗净、切丝。❷ 将所有准备好的原料用开水焯熟，然后加少许盐和香油拌匀。❸ 将拌好的原料均匀放在豆皮上，卷起，用小火煎至表皮金黄。❹ 待放凉后切成小卷，摆入盘中即可食用。

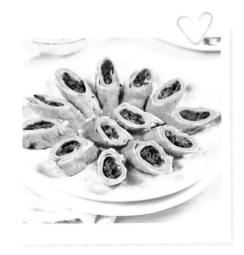

气虚体质的饮食调养

　　产后的新妈妈因子宫受损，会有气虚的表现，如少气懒言、全身疲倦乏力、声音低沉、易出汗、头晕心悸、面色萎黄、食欲不振、虚热、自汗、脱肛、子宫下垂、舌淡而胖、舌边有齿痕等。气虚的新妈妈对食物的寒热较敏感，太寒凉伤脾胃，过辛热易上火，宜食用偏温的补益食品。

　　适宜吃些：牛肉、鸡肉、猪肉、糯米、大豆、红枣、鲫鱼、鲤鱼、鹌鹑、黄鳝、虾、蘑菇等。

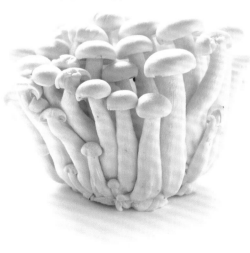

剖宫产和会阴侧切的新妈妈适当食用草菇，对伤口愈合极为有利。

黄花菜鲫鱼汤

营养功效：此汤有养气益血、补虚通乳的作用，是帮助气虚体质的新妈妈分泌乳汁、清火解毒的佳品。

原料：鲫鱼 1 条，干黄花菜 1 把，盐、姜片各适量。

做法：❶ 鲫鱼洗净，去掉鱼肚子里面的黑膜，用姜片和盐稍微腌制片刻。❷ 黄花菜用温水泡开，用凉水冲洗；鲫鱼用水冲洗，沥干。❸ 将鲫鱼放入油锅中煎至两面发黄，倒入适量开水，放入姜片、黄花菜，用大火稍煮。❹ 放入盐，再用小火炖至黄花菜熟透即可。

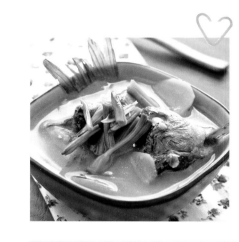

鳝丝打卤面

营养功效：鳝鱼含蛋白质、脂肪、钙、磷、铁、B 族维生素等，具有补脾益气和催乳的功效，适合气虚的新妈妈滋补之用。

原料：面条、鳝鱼丝各 100 克，葱末、姜末、酱油、白糖、盐、香油、高汤各适量。

做法：❶ 鳝鱼丝放入开水中焯一下，捞出沥干水分。❷ 砂锅置火上，倒油，放鳝鱼丝，炸至鳝鱼丝发硬时捞出。❸ 锅中留少量油，放入酱油、白糖、葱末、姜末、高汤、盐制成卤汁，倒入鳝鱼丝，上下翻动，使卤汁粘在鳝鱼丝上，出锅浇在煮好的面条上，淋上香油即可。

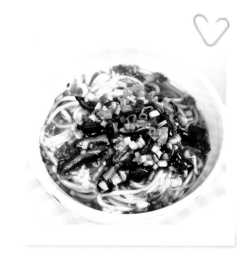

血虚体质的饮食调养

生产时失血过多，往往会出现血虚，主要表现为：面色萎黄苍白、头晕乏力、眼花心悸、失眠多梦、大便干燥。进补宜采用补血、养血、生血的方法。另外，所谓"久视伤血"，血虚体质的新妈妈更要防止因为过度用眼而耗伤身体的气血。

适宜吃些：乌鸡、黑芝麻、核桃仁、桂圆、猪血、猪肝、红糖、红小豆等。

特别需要指出的是，有些新妈妈认为中医说的血虚就是西医的贫血症，这是不对的。中医所指的血，不仅代表西医的血液，还包括了高级神经系统的许多功能活动，所以二者不能简单地等同起来。

产后新妈妈消化功能较差，每次吃两三颗核桃就好。

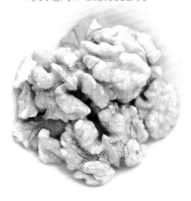

枸杞红枣粥

营养功效：枸杞子、红枣和红糖都有补养身体、滋润气血的功效，对有气血不足、脾胃虚弱、失眠、恶露不净等症的产后妈妈来说是极佳的补品。

原料：枸杞子 10 克，红枣 5 颗，粳米 30 克，红糖适量。

做法：❶ 将枸杞子洗净，除去杂质。❷ 红枣洗净，除去核；将粳米淘洗干净。❸ 将枸杞子、红枣和粳米放入锅中，加适量水，用大火烧沸。❹ 再用小火煮 30 分钟，加入红糖调匀即可。

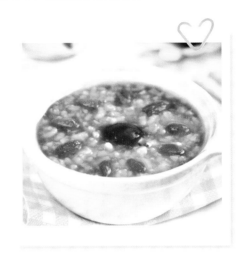

腐竹玉米猪肝粥

营养功效：猪肝中含有的铁，是人体制造血红蛋白的基本原料；猪肝中含有维生素 B_2，是防治产后贫血的重要物质。

原料：腐竹、粳米、玉米粒各 50 克，猪肝 30 克，盐适量。

做法：❶ 腐竹浸泡，洗净，切段；粳米、玉米粒均洗净，浸泡 30 分钟。❷ 猪肝洗净，在热水中稍烫一下后冲洗干净，切薄片，用少许盐腌制调味，备用。❸ 将腐竹、粳米、玉米粒放入锅中，加适量清水，大火煮沸，转小火慢炖 30 分钟。放入猪肝，转大火再煮 10 分钟，出锅前放少许盐调味即可。

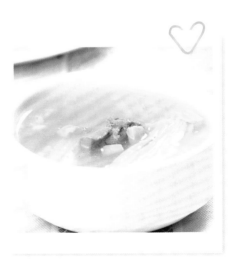

阴虚体质的饮食调养

阴虚又称阴虚火旺，俗称虚火，是产后肾脏富含营养的起濡养、润滑作用的液体发生亏耗、亏损造成的。主要表现为：怕热、易怒、五心烦热、面颊升火、口干咽痛等。进补宜采用补阴、滋阴、养阴等方法。

适宜吃些：百合、鸭肉、黑鱼、海蜇、莲藕、金针菇、枸杞子、燕窝、荸荠等。

不宜吃些：姜、桂圆、茴香、核桃等。

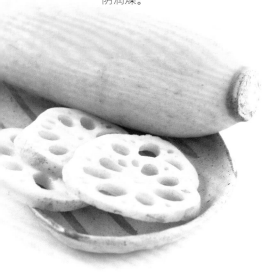

新鲜的莲藕榨汁食用，既清热解毒又养阴润燥。

香蕉百合银耳汤

营养功效：百合与银耳含丰富的矿物质元素，具有滋阴、温补、润肺的作用，香蕉含钾丰富，而且很利于消化、吸收。此汤适宜阴虚体质的新妈妈隔日食用。

原料：干银耳 2 朵，鲜百合 1 朵，香蕉 1 根，冰糖适量。

做法：❶ 干银耳浸泡 2 小时，择去老根及杂质，撕成小朵。❷ 银耳放入瓷碗中，以 1 : 4 的比例加入清水，放入蒸锅内隔水加热 30 分钟后，取出备用。❸ 新鲜百合剥开，洗净去老根；香蕉去皮，切成 1 厘米厚的片。❹ 将蒸好后的银耳、新鲜百合、香蕉片一同放入锅中，加清水，用中火煮 10 分钟，出锅时加入冰糖化开即可。

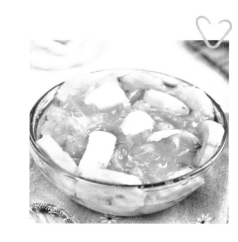

豆角烧荸荠

营养功效：荸荠可以有效地帮助新妈妈降低体内虚火，还能缓解眼睛不适。

原料：牛肉 50 克，豆角、荸荠各 30 克，葱汁、盐、水淀粉各适量。

做法：❶ 荸荠削去外皮，切成片；豆角斜切成段；牛肉切成片，用葱汁和盐拌匀腌 10 分钟，再加少许水淀粉。❷ 锅内放油烧热，下入牛肉片用小火炒至变色，下入豆角段炒匀，再放入葱汁，加高汤烧至微熟。❸ 下入荸荠片，炒匀至熟，加适量盐，出锅即成。

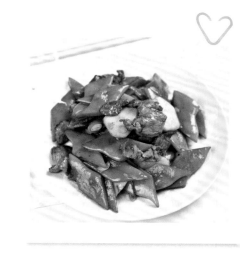

阳虚体质的饮食调养

　　阳虚又称阳虚火衰，是气虚的进一步表现和发展。所谓阳虚，就是产后的肾脏功能偏衰或减退，致使产热不足。阳虚的主要表现除有气虚的症状外，还有怕冷、四肢不温、体温偏低、小腹冷痛、小更不利等症。进补宜采用补阳、益阳、温阳等方法。阳虚体质的新妈妈在滋补的同时要适当吃些萝卜或青菜，防止虚火内蕴。

　　适宜吃些：海参、核桃、桂圆、苹果、栗子、鹌鹑、鳗鱼、虾等。

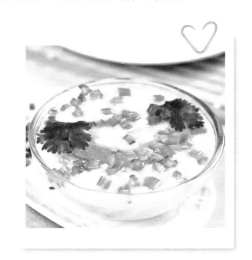

不同颜色的苹果所含营养不同，最好各吃一点。

鲜虾粥

营养功效：虾的营养价值极高，能增强人体的免疫力。此粥还有催乳作用，帮助哺乳妈妈分泌乳汁。此外，还有镇静作用，可缓解新妈妈神经紧张。

原料：虾仁 2 只，粳米 1/3 碗，芹菜、香菜、香油、盐各适量。

做法：❶ 粳米洗净，放入锅中加适量水开始煮粥。❷ 芹菜、香菜洗净，切碎。❸ 粥煮熟时，把芹菜、虾仁放入锅中，放盐搅拌。煮 5 分钟左右，再将香菜放入锅中，淋入香油，煮沸即可。

西蓝花鹌鹑蛋汤

营养功效：鹌鹑蛋是一种很好的滋补品，可补五脏、通经活血、强身健脑、补益气血，很好地解决阳虚体质新妈妈畏寒怕冷的现象，与西蓝花、香菇同食，能防止虚火内蕴。

原料：西蓝花半棵，鹌鹑蛋 4 个，香菇 3 朵，火腿 1 块，盐适量。

做法：❶ 西蓝花切小朵，洗净，余烫；鹌鹑蛋煮熟，剥皮；香菇去蒂，洗净；火腿切丁。❷ 将香菇、火腿丁放入锅中，加水，大火煮沸，转小火再煮 10 分钟；放入鹌鹑蛋、西蓝花，再次煮沸，加盐调味即可。

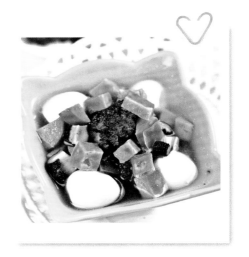

月子里的四季饮食调养方案

人们常说"冬吃萝卜夏吃姜，一年不用开药方"，就是指饮食要随季节的变化而变化，这样才能补得恰到好处，月子期间也应如此，随季节讲究不同的饮食方法，吃得对、补得好，妈妈和宝宝都受益。

春

春季天气多变，初春乍暖还寒，气温很不稳定。另外，春季也是传染病多发季节。因此，新妈妈春季坐月子一定要多注意天气变化，预防疾病。

专家建议新妈妈春天坐月子期间要特别注意多喝水。母乳喂养的妈妈更应保证充足的水分，这样不仅可以补充由于气候干燥而丢失的水分，还可以增加乳汁的分泌。

在饮食方面应以清淡为主。尽管补充营养很重要，但产后最初几天还是吃些清淡、易消化、营养丰富的食物为好。特别要注意不宜吃过燥热、过辛辣和过油腻的食物。春天有许多当季的瓜果蔬菜，新妈妈可以适当吃些新鲜的蔬菜，或者喝些蔬菜汤和水果汁，非常有益于新妈妈身体复原和哺乳。

春季是传染病多发季节，新妈妈在注意休息的同时，要避免过多接触外来人员，以免传染上感冒。刚刚出生的宝宝抵抗力也很有限，成人呼吸道中的微生物，可能成为新生儿的致病菌，使新生儿患上呼吸道感染。因此专家建议，月子里新妈妈和小宝宝最好都不要和外来人员接触太多。春季坐月子，要多吃蔬果，如菠菜、甜椒、荸荠、胡萝卜、橙子、香蕉等，以防止患上流感。

春笋蒸蛋

营养功效：鸡蛋含有优质的蛋白质，春笋含有丰富的矿物质和膳食纤维，此蛋羹营养丰富，具有补益五脏、滋阴润燥、养血补血的功效，适宜春天坐月子的新妈妈食用。

原料：鸡蛋 1 个，春笋尖 20 克，葱末、盐、香油各适量

做法：❶ 将鸡蛋充分打匀，笋尖切成细末备用。❷ 将笋末和葱末加到蛋液中，再加温开水到八分满。❸ 根据个人口味加适量盐和香油。❹ 调匀后蒸熟即可。

将春笋换成新鲜的香椿、荠菜，味道和营养都很棒。

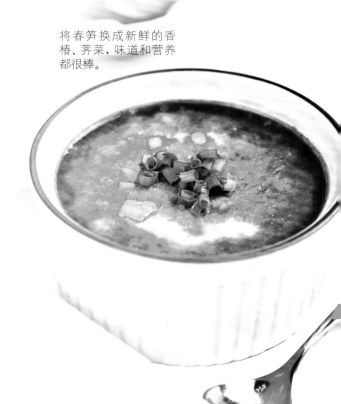

夏

估计夏天坐月子是最让新妈妈烦心的事，不过，只要新妈妈掌握科学、正确的饮食原则，照样能过一个舒适快乐的月子！那么，夏季坐月子都有哪些注意事项呢？新妈妈吃哪些食物才能将身体调理到健康状态呢？

少食多餐

新妈妈在夏季因天热难免胃口不佳，这是正常的，不用刻意强迫自己必须吃下多少食物。不妨正餐少吃一点，在上午 10 点和下午 3 点来两顿加餐。夏季坐月子饮食一定要讲究质量，食物要少而精。

荤素搭配

新妈妈要注意合理营养，为了从食物中获得各种营养素，增加食欲，使身体尽快恢复，饮食不仅应该营养丰富，而且应该多样化。夏季坐月子的新妈妈不爱吃肉，这是不对的，最好是荤菜和素菜搭配，植物蛋白和动物蛋白混合着食用，还要多吃新鲜蔬菜和水果，不要偏食，充分满足机体对各种营养素的需要。

多喝白开水

千万不要因为天气炎热或怕出汗而喝冰水或是大量食用冷饮。要多喝一些温的白开水，补充出汗时体内丢失的大量水分。

主副食种类多样化

提倡食物之间的同类交换，主副食要变换搭配着。比如主食中粗粮、细粮互换，既补充了丰富的营养，还能使蛋白质起到互补作用，提高食物的营养价值，对改善新妈妈的食欲和身体恢复都很有益。在副食的选择上，鸡肉、鸭肉、猪肉、羊肉、牛肉也尽量换着吃，保证食物的多种多样。另外，蔬菜和水果也要多样化，不要凭新妈妈的喜好，只吃一两种蔬果。

糯米粽

营养功效：糯米粽具有补中益气、暖脾和胃和止汗的功效，适宜夏季选用，尤其适合产后多汗、气血两虚的新妈妈食用。

原料：糯米 150 克，红枣 6 颗，新鲜苇叶适量。

做法：❶ 糯米先用清水浸泡一夜。❷ 鲜苇叶去干净叶上绒毛，洗净；红枣洗净、去核。❸ 将糯米和红枣裹在苇叶上包成粽子，蒸熟后即可食用。

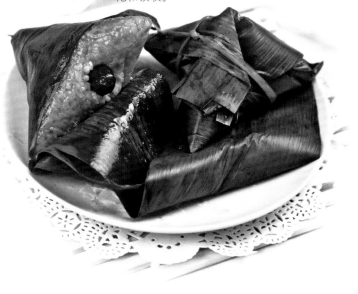

在糯米里适当掺入小米做成粽子，跟单纯用糯米制作相比，更易被新妈妈消化和吸收。

秋

秋冬季坐月子时，通常以十全大补汤、四物鸡汤为主进行调理。建议体质燥热的新妈妈把四物鸡汤里的熟地改为生地、熟地各半，或加些玄参、玉竹等凉性药材来中和燥热的属性。

秋天气候多变，有两个特点：风和燥，因此秋季坐月子的新妈妈要注意防风润燥。也可以通过饮食的方式来帮助新妈注入新的能量，同时也可以补充足够的营养。

秋天不像夏天那么炎热，正是滋补的季节，对于新妈妈来说，秋天坐月子没有了夏季进补的诸多禁忌，但是也并非补得越多越好。秋天除了进补一些鱼汤、鸡汤、猪蹄汤，还应当加入一些滋阴的食物，以对抗秋燥对人体的不利，如梨水、银耳汤等，但是也不要多喝，每天一小杯即可。补益作用较大的人参、甲鱼等应适量食用，不宜过多。

秋天是瓜果丰收的季节，水果含有大量的维生素及膳食纤维，对于新妈妈体力的恢复和肠道健康很有益处。但新妈妈应注意，不要食用过凉的水果，也不要空腹吃水果，更要注意不可贪多。

在秋季盛产的绿叶蔬菜中，最著名的要属菠菜和紫甘蓝了。菠菜含有丰富的叶酸和锌，紫甘蓝则是很好的钙源，这些新鲜的时令蔬菜最适宜新妈妈产后食用。

秋季也是大豆的丰收季节。家人可以采购些新鲜的大豆，每天做成豆浆让新妈妈饮用。与其他季节的大豆相比，秋天的新大豆所含蛋白质和矿物质含量都要丰富许多。

桂花紫山药

营养功效：山药有健脾补肺、补中益气、止渴止泻等功效，可治疗体弱神疲、食欲不振、消化不良等症；与紫甘蓝同食，更适合秋季补益之用。

原料：山药半根，紫甘蓝40克，糖桂花适量。

做法：❶ 将山药洗净，上蒸锅蒸熟。晾凉后去皮，再斜着切刀。❷ 紫甘蓝洗净，切碎，加适量水用榨汁机榨成汁。❸ 将山药在紫甘蓝汁里浸泡1小时至均匀上色。❹ 最后摆盘，浇上糖桂花即可。

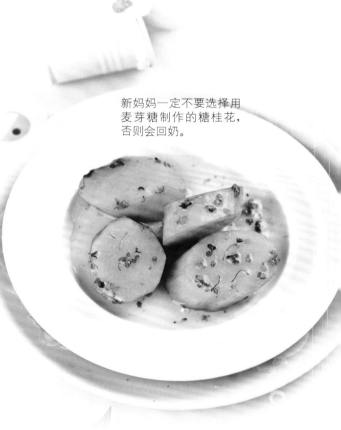

新妈妈一定不要选择用麦芽糖制作的糖桂花，否则会回奶。

冬

在寒冷的冬天坐月子是个不小的挑战，不仅需要在身体上多加护理，饮食营养方面的调理也非常重要。新妈妈赶快来了解一下吧。

禁寒凉

产后多虚多瘀，应禁食生冷、寒凉之品。此时，可以将水果切块后，用水稍煮一下，连渣带水一起吃，就可以避免寒凉。体质虚寒的新妈妈，可以适当吃些苹果、香蕉等温性水果，以促进食欲，帮助消化，防止产后便秘的发生。

勤补钙

在冬季，坐月子的新妈妈还要记住一点就是要勤补钙。这是因为新妈妈刚生完小宝宝，体内钙的流失量较大，加上天气寒冷，新妈妈很少开窗晒太阳，不利于钙的合成和利用。所以，建议产后新妈妈每天要摄入不少于 1200 毫克的钙，而食疗是最安全可靠的补钙方法。另外，产后继续补充一些高钙的产妇奶粉也不失为一种好办法。

多补铁

新妈妈产后容易缺铁，如果体内缺铁，各种营养成分不能充分氧化而产生热量，是新妈妈冬季畏寒的一个重要原因。为此，要特别注意补充含铁丰富的食物，如瘦肉、鱼、动物肝脏、禽蛋、豆类等。

宜温补

冬季坐月子的新妈妈宜温补，可适量服用姜汤、姜醋，以使新妈妈血液畅通、祛散风寒，也能减少感冒和发病的概率。一般的月子食材都具有温补作用，如猪蹄、胡萝卜、牛羊肉、土豆、油菜、鱼类、奶类、蛋类等，冬季坐月子的新妈妈都可以食用。

牛肉萝卜汤

营养功效：牛肉是新妈妈在冬季恢复元气的不错选择，最好配合着萝卜、芦笋等蔬菜同食，能大大提高其功效，适宜冬季养生进补。

原料：牛肉 100 克，萝卜半根，香菜、酱油、香油、盐、葱末、姜末各适量。

做法：❶ 将萝卜洗净，切成块；牛肉洗净切成块，放入碗内，加酱油、盐、香油、葱末、姜末腌制。❷ 锅中放入适量开水，先放入萝卜块，煮沸后放入牛肉块。❸ 等牛肉块煮熟后加盐调味，撒上香菜即可。

炖汤时加上两片胡萝卜，不仅提亮菜色，口感也非常好。

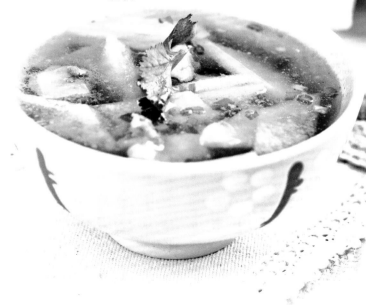

月子里的饮食宜忌

　　宝宝的降临给新妈妈的生活带来了朝气和欢乐，但是频频出现的胃口差和身体不适等状况，让很多新妈妈焦虑不安。其实，新妈妈不用担心，坐月子是改变女性体质的最好机会，只要调养合理，采用正确的饮食方法，新妈妈一样可以恢复往昔的活力。

宜以开胃为主

　　产后第 1 周，新妈妈会感觉身体虚弱、胃口较差，因为新妈妈的肠胃功能还没有复原，所以，进补不是本周的主要目的，而是要以易于消化、吸收为原则，以利于胃肠的恢复。可以喝些清淡的鱼汤、鸡汤、蛋花汤等，主食可以吃些馒头、龙须面、米饭等。另外，新鲜蔬菜和苹果、香蕉等也可提升新妈妈的食欲。

宜喝生化汤排毒

　　生化汤是一种传统的产后方，能"生"出新血，"化"去旧瘀，可以帮助新妈妈排出恶露，但是饮用要恰当，不能过量，否则有可能增大出血量，不利于子宫修复。

　　分娩后，不宜立即服用生化汤，因为此时医生会开一些帮助子宫收缩的药物，若同步饮用生化汤，会影响疗效或增加出血量，不利于新妈妈身体恢复。一般自然分娩的新妈妈在无凝血功能障碍、血崩或伤口感染的情况下，可以在产后 3 天服用，每天一帖连服7~10 帖。剖宫产新妈妈则建议最好推到产后 7 天以后再服用。连续服用 5~7 帖，每天 1 帖，每帖平均分成 3 份，在早、中、晚三餐前，温热服用。不要擅自加量或延长服用时间。最好饮用前先咨询一下医生。

宜吃易消化的食物

　　产后新妈妈需要大量营养，以补充在孕期和分娩时消耗的能量，但在坐月子期间最好多吃些营养高且易消化的食物，因为此时新妈妈的肠胃功能还未完全恢复，不宜大量进补，以免造成肠胃功能紊乱，小米粥、蔬菜汤、鸡蛋面、清淡的鱼汤等是坐月子前期的必选食物，随着新妈妈身体的恢复，可以适当增加含有丰富蛋白质、碳水化合物及适量脂肪的食物。

　　在给新妈妈制作月子餐的时候，应多用炖、蒸、煮、滑、汆、烩等方法，如蒸鱼、炖排骨、煮粥等，尽量不用煎、炸等方式烹调。

产后患感冒、发烧的新妈妈最好不要喝生化汤。

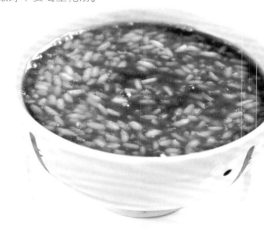

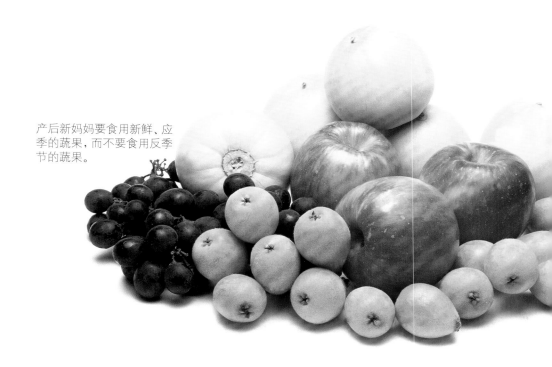

产后新妈妈要食用新鲜、应季的蔬果，而不要食用反季节的蔬果。

宜分阶段食补

生产完后，由于体质尚虚，直觉观念就是要赶快进补，以恢复元气。其实进补要考虑身体状况，更要分阶段性，营养专家就将整个月子大体分为三个阶段，每个阶段的进补方法和原则都不尽相同，新妈妈赶紧来学习一下吧。

第一阶段

不论是哪种分娩方式，新妈妈在最初的一周里都会感觉身体虚弱、胃口比较差。如果这时强行吃下油腻的"补食"，只会让新妈妈的食欲更加减退。而且，第一周是新妈妈排恶露的黄金时期，同时产前的水肿以及身体多余的水分，也会在此时排出。因此，第一周暂时不要吃得太补，以免恶露排不干净。本阶段的重点是开胃而不是滋补，胃口好，才会食之有味，吸收也会好。

第二阶段

进入月子的第二周，恶露逐渐减少，颜色和第一周相比不那么鲜红，新妈妈的伤口基本上愈合了。经过第一周的精心调理，本周新妈妈胃口应该明显好转，这时可以开始尽量多食补血食物，以调理气血。苹果、梨、香蕉能减轻便秘症状又富含铁质；动物内脏更富含多种矿物质，是天然的维生素补剂和补血剂。

第三阶段

宝宝长到半个月以后，胃容量增长了不少，吃奶量与时间逐渐形成规律。新妈妈这时完全可以开始吃催奶食物了。鲫鱼汤、猪蹄汤、排骨汤等都是很有效的催奶汤。如果加入通草、黄芪等中药，效果更佳。

同时，新妈妈应当保持孕期养成的每日喝牛奶的良好习惯，多吃新鲜蔬菜和水果。这样既能让自己奶量充足，又能修复元气且不发胖。

宜了解月子里各营养素需求量

新妈妈产后面临两大任务，一是新妈妈本身身体恢复，二是哺乳、喂养宝宝，两个方面均需加强营养，因此，饮食营养对于月子里的新妈妈尤其重要。研究表示，在产后一年内，哺乳新妈妈每日需要营养素见下表。

名称	每日需要量
热量	2600 大卡
蛋白质	85~90 克
钙	1200 毫克
铁	25 毫克
维生素 A	1200 微克视黄醇单位
维生素 B_1	1.8 毫克
维生素 B_2	1.7 毫克
尼克酸	18 毫克
维生素 C	130 毫克

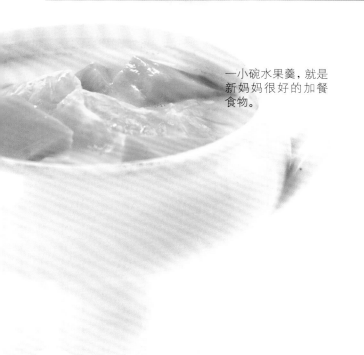

一小碗水果羹，就是新妈妈很好的加餐食物。

宜继续补钙、补铁

宝宝的营养都需要从妈妈的乳汁中摄取，据测量，每 100 克乳汁中含钙 30 毫克左右，如果每天泌乳 700~800 毫升，妈妈就要失去 21~24 毫克左右的钙。如果摄入的钙不足，就要动用骨骼中的钙去补足。所以新妈妈产后补钙不能懈怠，每天最好能保证摄入 1200 毫克。如果出现了腰酸背痛、肌肉无力、牙齿松动等症状，说明身体已经严重缺钙了。

另外，新妈妈在分娩时流失了大量的铁，产后缺铁是比较常见的现象，母乳喂养的妈妈更易缺铁。哺乳期妈妈每天摄入 25 毫克铁才能满足母子的需求。

宜循序渐进催乳

新妈妈产后的催乳，也应根据生理变化特点循序渐进，不宜操之过急。尤其是刚刚生产后，胃肠功能尚未恢复，乳腺才开始分泌乳汁，乳腺管还不够通畅，不宜食用大量油腻催乳食品。在烹调中少用煎炸，多取易消化的带汤的炖菜；食物要以清淡为宜，遵循"产前宜清，产后宜温"的传统；少食寒凉食物，避免进食影响乳汁分泌的麦芽等。

宜少食多餐

坐月子期间，新妈妈的胃口容易变差，所以除了一日三餐的正常饮食外，可以在两餐之间适当加餐。新妈妈的胃肠功能尚未完全恢复，一次进食过多也会给虚弱的胃肠造成负担，少食多餐就有助于新妈妈胃肠功能的恢复。

宜保持饮食多样化

　　新妈妈产后身体的恢复和宝宝营养的摄取均需要大量各类营养成分，因而新妈妈千万不要偏食，粗粮和细粮都要吃，不能只吃精米精面，还要搭配杂粮，如小米、燕麦、玉米、糙米、红小豆、绿豆等。这样既可保证各种营养的摄取，还可与蛋白质起到互补的作用，提高食物的营养价值，对新妈妈身体的恢复很有益处。

宜多吃蔬菜和水果

　　不少人认为蔬菜、水果水气大，产后妈妈不能吃，其实蔬菜和水果富含维生素、矿物质和膳食纤维，可促进胃肠道功能的恢复，增进食欲，促进糖分、蛋白质的吸收利用，特别是可以预防便秘，帮助新妈妈达到营养均衡的目的。

宜选取应季的食品

　　不论是哺乳新妈妈还是非哺乳新妈妈，都应该根据产后所处的季节，相应选取进补的食物，少吃反季节食物。比如春季可以适当吃些野菜，夏季可以多补些水果羹，秋季食山药，冬季补羊肉等。要根据季节和新妈妈自身的情况，选取合适的食物进补，要做到"吃得对、吃得好"。

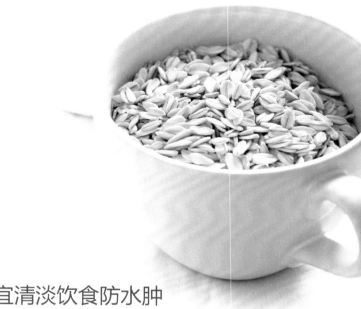

普通燕麦片可能含大麦、麦芽糊精等成分，会造成哺乳妈妈回奶，必须选用100% 纯燕麦片。

宜清淡饮食防水肿

　　不少新妈妈总觉得分娩后身上仍肿肿的，这是因为在怀孕晚期时，体内会比孕前多出 40% 的水分，要到分娩后一段时间才可将多余水分全部代谢出去。所以新妈妈月子里饮食要清淡，尽量少吃盐，避免过多的盐分使水分滞留在身体里，造成水肿。

宜食疗缓解产后不适

　　产后新妈妈由于大量失血，常造成气血两虚而出现乳汁不足、大便秘结、头晕乏力，甚至产后腹痛、产后痛风等不适。此时，应尽量在医生的指导下采用食疗的方法对症进补和治疗，这样做可使新妈妈早日康复如初，还能避免因服用药物对乳汁的影响。

不宜过早喝催乳汤

看着嗷嗷待哺的宝宝，再看看下不来的奶水，很多妈妈的第一反应一定是多食用大补的补品和下奶汤。但是，产后什么时候开始喝催乳汤和喝多少催乳汤都是有讲究的。

因为产后妈妈身体太虚弱，马上进补下奶汤，往往会"虚不受补"，反而会导致乳汁分泌不畅；另外，过早喝催乳汤，乳汁下来过快过多，新生儿又吃不了那么多，容易造成浪费，还会使新妈妈乳管堵塞而出现乳房胀痛。

但若喝催乳汤过迟，乳汁下来过慢过少，也会使新妈妈因无奶而心情紧张，泌乳量会进一步减少，形成恶性循环。一般在分娩后的第5~7天开始给新妈妈喝鲤鱼汤、猪蹄汤之类下奶的食物。

不宜着急喝老母鸡汤

炖上一锅鲜美的老母鸡汤，是很多家庭给新妈妈准备的滋补品。其实，产后哺乳的新妈妈不宜立即吃老母鸡。因为老母鸡肉中含有一定量的雌激素，产后马上吃老母鸡，就会使新妈妈血液中雌激素的含量增加，抑制催乳素发挥作用，从而导致新妈妈乳汁不足，甚至回奶。此时最好是选择用公鸡炖汤。

不宜同时服用子宫收缩剂和生化汤

新妈妈要咨询医生，是否住院期间所开的药物里已包括子宫收缩剂在内，如果有，就不宜同时服用生化汤，免得使子宫收缩过强而导致产后腹痛。一般来说，医疗方面使用收缩剂主要是防止产后出血之用，而生化汤对于产褥期"帮助"子宫恢复则有显著的效果。

不宜吃生冷硬的食物

新妈妈产后体质较弱，抵抗力差，容易引起胃肠炎等消化道疾病，所以坐月子期间尽量不要食用生冷和寒性的食物，如西瓜。过硬的食物也不宜吃，对牙齿不好，也不利于消化吸收。

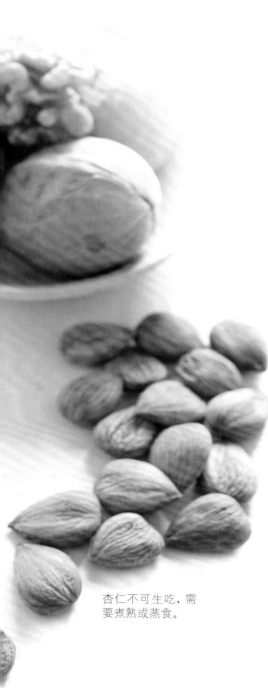

杏仁不可生吃，需要煮熟或蒸食。

产后喝红糖水不宜超过 10 天

坐月子喝红糖水是我国的民间习俗，红糖既能补血，又能供给热量，是两全其美的佳品。红糖水非常适合产后第一周饮用，不仅能活血化瘀，还能补血，并促进产后恶露排出。但红糖水喝的时间也不能过长，久喝红糖水对新妈妈子宫复原不利。新妈妈喝红糖水的时间，一般控制在产后 7~10 天为宜。

不宜喝茶、咖啡和碳酸饮料

哺乳期间新妈妈不能喝浓茶。因为茶中的鞣酸被胃黏膜吸收，进入血液循环后，会产生收敛的作用，从而抑制乳腺的分泌，造成乳汁的分泌障碍。

咖啡会使人体的中枢神经兴奋。虽然没有证据表明它对宝宝有害，但同样也会引起宝宝神经系统兴奋。

碳酸饮料不仅会使哺乳妈妈体内的钙流失，它含有的咖啡因成分还会使宝宝吸收后烦躁不安。哺乳妈妈最好在断奶前都要远离碳酸饮料。

不宜食用辛辣燥热食物

产后新妈妈大量失血、出汗，加之组织间液也较多地进入血液循环，故机体阴津明显不足，而辛辣燥热食物均会伤津耗液，使新妈妈上火、口舌生疮、大便秘结或痔疮发作，而且会通过乳汁使宝宝内热加重。因此，新妈妈应少食或忌食韭菜、蒜、辣椒、胡椒、小茴香、酒等。

不宜食用鸡精、味精

鸡精、味精的主要成分是谷氨酸钠，会通过乳汁进入宝宝体内，与宝宝血液中的锌发生特性结合，生成不能被吸收利用的谷氨酸，随尿液排出体外。这样会导致宝宝缺锌，出现味觉减退、厌食等症状，还会造成智力减退、生长发育迟缓、性晚熟等不良后果。新妈妈在整个哺乳期或至少在产后 3 个月内应少吃或不吃鸡精、味精。

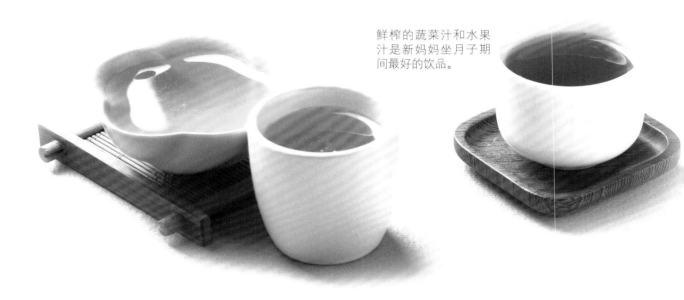

鲜榨的蔬菜汁和水果汁是新妈妈坐月子期间最好的饮品。

不宜完全忌盐

过去，不能在月子里吃的菜和汤里放盐，要"忌盐"，认为放盐就会没奶，这是不科学的。盐中含有钠，如果新妈妈限制钠的摄入，影响了体内电解质的平衡，那么，就会影响新妈妈的食欲，进而影响新妈妈泌乳，甚至会影响到宝宝的身体发育。但盐吃多了，就会加重肾脏的负担，对肾不利，会使血压升高。因此，月子里的新妈妈不能过多吃盐，也不能完全"忌盐"。

不宜服用药物助泌乳

新妈妈在产后开始泌乳后要加强营养，这时的食物品种应多样化，最好应用五色搭配原理，黑、绿、红、黄、白尽量都能在餐桌上出现，既增加食欲，又均衡营养，吃下去后食物之间也可互相代谢消化。新妈妈千万不要依靠服用营养素来代替饭菜，应遵循人体的代谢规律，食用自然的饭菜才是正确的、真正符合"药补不如食补"的原则。

不宜过多摄入脂肪

怀孕期间，孕妈妈为了准备生产及产后哺乳而储存了不少的脂肪，再经过产后滋补，又给身体增加了不少负荷。若再吃过多含油脂的食物，乳汁会变得浓稠，而对于吃母乳的宝宝来说，母乳中的脂肪热量比例已高达 56%，再过多地摄入不易消化的大分子的脂肪，宝宝的消化器官是承受不了的，容易发生呕吐等症状。再则，新妈妈摄入过多脂肪增加了患糖尿病、心血管疾病的风险；其乳腺也容易阻塞，易患乳腺疾病；脂肪摄入过多对产后瘦身也非常不利。

不宜食用易过敏食物

如果是产前没有吃过的东西，尽量不要给新妈妈食用，以免发生过敏现象。在食用某些食物后如发生全身发痒、心慌、气喘、腹痛、腹泻等现象，应想到很可能是食物过敏，要立即停止食用这些食物。食用肉类、动物内脏、蛋类、奶类、鱼类应烧熟煮透，降低过敏风险。

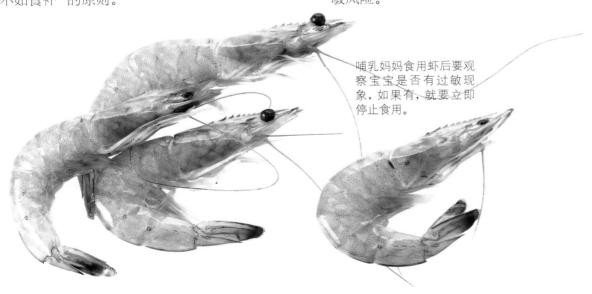

哺乳妈妈食用虾后要观察宝宝是否有过敏现象，如果有，就要立即停止食用。

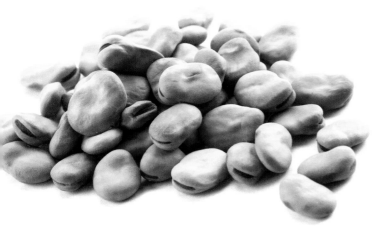

蚕豆不好消化，新妈妈每周食用一两次，每次三四颗就可。

不宜过量吃坚果

多数坚果有益于新妈妈的身体健康，坚果中富含蛋白质、脂肪、碳水化合物，还含有多种维生素、矿物质和膳食纤维等。另外，还含有单、多不饱和脂肪酸，包括亚麻酸、亚油酸等人体必需的脂肪酸。

坚果的营养价值很高，但因油脂比较大，而产后新妈妈消化功能相对减弱，过量食用坚果很容易引起消化不良。坚果的热量很高，50克瓜子仁中所含的热量可相当于一碗米饭，所以，新妈妈每天食用坚果20~30克即可，吃多了，多余的热量就会在体内转化成脂肪，使新妈妈发胖。

哺乳妈妈禁补大麦制品

大麦及其制品，如大麦芽、麦芽糖等食物有回乳作用，所以准备哺乳或产后仍在哺乳的妈妈应忌食。欲断乳新妈妈可以将大麦作为回乳食品。

不宜过多服用营养品

新妈妈最好以天然食物为主，不要过多服用营养品。目前，市场上有很多保健食品，有些人认为分娩让新妈妈大伤元气，要多吃些保健品补一补。这种想法是不对的，月子里应该以天然绿色的食物为主，尽量少食用或不食用人工合成的各种补品。

不宜吃高油、高盐、高糖的零食

怀孕前的女性如有吃零食的习惯，在哺乳期内要谢绝零食的摄入。大部分的零食都含有较多的盐和糖，有些还是高温油炸过的，并加有大量的食用色素。对于这些零食，新妈妈要主动拒绝，避免食用后对宝宝的健康产生不必要的危害。

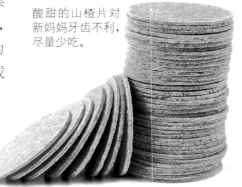

酸甜的山楂片对新妈妈牙齿不利，尽量少吃。

健康月子餐
营养主食

西红柿菠菜面

营养功效：软软的面条非常好消化，西红柿稍酸的口感，可以帮助产后的新妈妈增强食欲。

原料：面条 100 克，西红柿 1 个，菠菜 2 棵，鸡蛋 1 个，盐适量。

做法：❶ 西红柿洗净，切块；鸡蛋打匀成蛋液；菠菜洗净，切段。❷ 油锅烧热，放入西红柿块煸出汤汁，加入清水，烧开后把面条放入，煮至完全熟透。❸ 将蛋液、菠菜段放入锅内，大火再次煮开，出锅时加盐调味即可。

玉米香菇虾肉饺

营养功效：虾肉软烂易消化、吸收，可滋阴、强体、养胃，同时，丰富的动、植物食材还能大大提升新妈妈的食欲。

原料：饺子皮 20 个，猪肉 150 克，香菇 4 朵，虾 3 只，玉米棒、胡萝卜各半根，盐、泡香菇水各适量。

做法：❶ 玉米棒剥取玉米粒；胡萝卜切小丁；香菇泡后切小丁；去壳的虾切丁。❷ 将猪肉和胡萝卜一起剁碎；放入香菇丁、虾丁，搅拌均匀；再加入盐、泡香菇水制成肉馅。❸ 饺子皮包上肉馅，锅中放水，煮熟即可。

猪肝烩饭

营养功效：猪肝中铁质丰富，是补[   ]食品中最常用的食物，尤其是产后[   ]血的新妈妈每周可吃两三次，还可[   ]目，有效缓解新妈妈眼睛不适。

原料：米饭 1 碗，猪肝、瘦肉各 30 克[   ]胡萝卜 1 根，洋葱半头，蒜末、水[   ]粉、盐、白糖、酱油、料酒各适量。

做法：❶ 将瘦肉、猪肝洗净，切成片[   ]调入少许酱油、料酒、白糖、盐、[   ]淀粉腌 10 分钟。❷ 将洋葱、胡萝[   ]卜择洗干净，均切成片后用开水烫[   ]熟。❸ 锅置火上，放油，下蒜末煸香[   ]放入猪肝、瘦肉略炒；依次放入洋葱[   ]片、胡萝卜和盐、酱油，最后用加水[   ]淀粉勾芡，淋在米饭上即成。

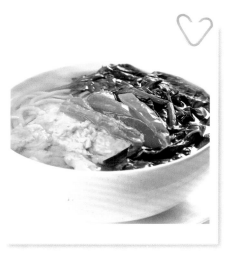

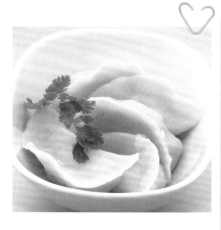

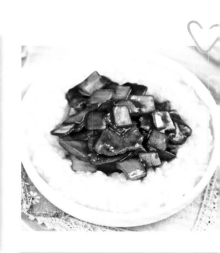

滋补汤粥

胡萝卜牛蒡排骨汤

营养功效：牛蒡含有一种非常特殊的成分牛蒡苷，有助筋骨发达，增强体□之功效，与胡萝卜、排骨等同食，能□助新妈妈身体的各个器官逐渐恢复□产前的状态。

原料：排骨 4 块，牛蒡 3 片，玉米、□萝卜各半根，盐适量。

做法：❶ 排骨洗净，斩段，汆烫去□沫，用清水冲洗干净。❷ 胡萝卜□净，去皮切块，玉米切小段；牛蒡□小刷子刷去表面的黑色外皮，切□小段。❸ 把排骨、牛蒡、胡萝卜块、玉米块放入锅中，加适量清水，大火□开，转小火再炖 1 小时，出锅时加□调味即可。

双红乌鸡汤

营养功效：乌鸡滋补肝肾，益气补血，能提高乳汁质量。宝宝免疫力的强弱取决于妈妈乳汁的质量。

原料：乌鸡 1 只，红枣 6 颗，枸杞子5 克，盐、料酒、姜片各适量。

做法：❶ 乌鸡收拾干净，切大块，放进温水里加入料酒用大火煮，待水开后捞出，洗去浮沫。❷ 将红枣、枸杞子洗净。❸ 锅中放适量水烧开，将红枣、枸杞子、姜片、乌鸡放入锅内，加水大火煮开，改用小火炖至肉熟烂。出锅时加入盐调味即可。

牛奶红枣粥

营养功效：牛奶营养丰富，含有丰富的蛋白质、维生素和矿物质，特别是含有较多的钙，红枣可补血补虚，对产后初期的新妈妈来说，是一道既营养又美味的粥品。

原料：粳米 1/3 碗，牛奶 250 毫升，红枣 6 颗。

做法：❶ 红枣洗净，取出枣核备用。❷ 粳米洗净，用清水浸泡 30 分钟。❸ 锅内加入清水，放入淘洗好的粳米，大火煮沸后，转小火熬 30 分钟，至粳米绵软。❹ 加入牛奶和红枣，小火慢煮至牛奶烧开，粥浓稠即可。

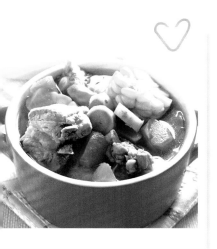
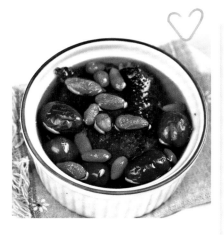
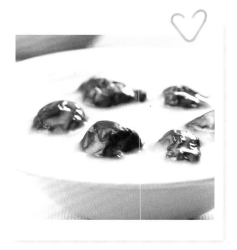

健康菜品

羊肝炒荠菜

营养功效：荠菜有开胃、健脾、消食的功效，而且还含有丰富的铁，具有很好的补血功效，很适合新妈妈食用。

原料：羊肝半个，荠菜 4 棵，火腿 1 块、姜片、盐、水淀粉各适量。

做法： ❶ 羊肝洗干净，切片；荠菜洗净、切段；火腿切片。❷ 锅内加水，待水烧开时，放入羊肝片，快速氽烫后，捞出冲洗干净。❸ 另起油锅，放入姜片、荠菜段，用中火炒至断生，加入火腿片、羊肝片，调入盐炒至入味，然后用水淀粉勾芡即可。

西蓝花彩蔬小炒

营养功效：这道菜含有丰富的维生素，在新妈妈大量进补期间食用，可缓解胃肠负荷，令新妈妈更健康。

原料：西蓝花半个，胡萝卜 1/4 根，玉米粒 2 小匙，青椒、红椒各半个，盐、水淀粉各适量。

做法： ❶ 青椒、红椒洗净，切小丁；胡萝卜洗净、切粒；玉米粒洗净；西蓝花去老茎，择成小朵。❷ 坐锅烧水，下胡萝卜粒、玉米粒焯水 2 分钟。❸ 再坐锅烧水，放少许盐，下西蓝花烫 2 分钟，捞出沥水待用。❹ 锅中放油，下胡萝卜粒、玉米粒，加盐，大火翻炒 3 分钟；再放青椒、红椒，翻炒 1 分钟，起锅。❺ 西蓝花围边，勾水淀粉淋在西蓝花上，将炒好的彩蔬放入盘中央即可。

板栗烧牛肉

营养功效：牛肉味甘、性温，属温[食品且不上火，有强筋壮骨、滋养[胃之功效，在冬季，将板栗和牛肉[起炖着吃，非常适合新妈妈补气补[之用。

原料：牛肉 150 克，板栗 6 颗，姜片[葱段、盐各适量。

做法： ❶ 牛肉洗净，入开水锅中余透[切成长块。❷ 锅置火上，倒入油，[至七成热时，下板栗炸 2 分钟，再[牛肉块炸一下，捞起，沥去油。❸ 锅[中留少许底油，下入葱段、姜片，[出香味时，放入牛肉、盐和适量[水。❹ 当锅沸腾时，撇去浮沫，[用小火炖，待牛肉炖至将熟时，下[栗，烧至肉熟烂板栗酥时收汁即可[

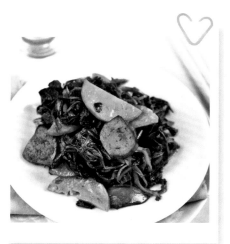
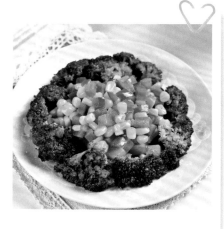
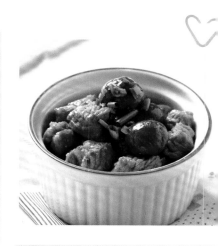

养生饮品

菠菜橙汁

营养功效：这款饮品能润肠通便，提高新妈妈食欲；丰富的维生素 C 还能够提高母子身体对铁的吸收率，从而预防贫血。

原料：菠菜 2 棵，胡萝卜 1 根，橙子、苹果各半个。

做法：❶ 菠菜用开水焯过，橙子、胡萝卜、苹果洗净。❷ 橙子（带皮）、胡萝卜与苹果切碎，所有原料一起放入榨汁机榨汁即可。

木瓜牛奶饮

营养功效：牛奶有利于解除疲劳并助眠，非常适合产后体虚而导致神经衰弱的新妈妈，同时牛奶还是新妈妈最好的美肤养肤的圣品。

原料：木瓜半个，鲜牛奶 250 毫升，冰糖适量。

做法：❶ 木瓜洗净，去皮去子，切成块。❷ 木瓜块放入锅内，加适量水，水没过木瓜即可，大火熬煮至木瓜熟烂。❸ 加入牛奶和冰糖，与木瓜一起调匀，再煮至汤微沸即可。

西米火龙果饮

营养功效：西米有温中健脾、治脾胃虚弱、防止消化不良的功效，西米还有使皮肤恢复天然润泽的功能，很适合新妈妈护肤之用。此外，火龙果有解重金属中毒、抗氧化、抗自由基、抗衰老的作用。

原料：西米 50 克，火龙果 1 个，白糖、水淀粉各适量。

做法：❶ 西米用开水泡透蒸熟，火龙果对半剖开，挖空后，果肉切成小粒。❷ 锅烧热，注入清水，加入白糖、西米、火龙果粒一起煮开。❸ 用水淀粉勾芡后盛入火龙果外壳内即可。

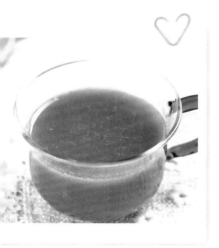
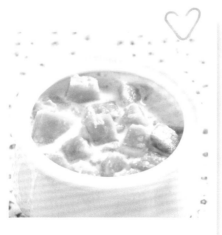
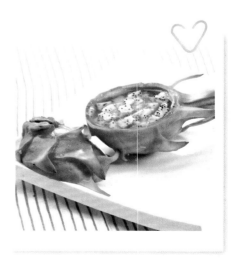

最有效的下奶食谱

通草炖猪蹄

营养功效：通草炖猪蹄是针对新妈妈缺乳的食疗偏方。通草除了有通乳的功效外，还可以促进胸部的发育；红枣具有养颜补血的功效。

原料：猪蹄半个，红枣 5 颗，通草 5 克，花生仁 20 克，姜片、葱段、盐、料酒各适量。

做法：❶ 猪蹄洗净切块，红枣、花生仁用水泡透，通草洗净切段备用。❷ 锅内加适量水烧开，放猪蹄，焯去血沫，捞出。❸ 油锅烧热，放入姜片、猪蹄，淋入料酒爆炒片刻，加入清水、通草、红枣、花生仁、葱段，用中火煮至汤色变白，加盐调味即可。

葱烧海参

营养功效：海参具有滋阴、补血、通乳的作用，这道菜最适合产后体虚缺乳的新妈妈食用。

原料：海参 1 个，葱段、姜、白糖、水淀粉、酱油、料酒、盐、熟猪油各适量。

做法：❶ 海参去肠，切成大片，用开水汆烫捞出。❷ 锅中放入熟猪油，烧到八成热放入葱段，炸成金黄色捞出，葱油倒出一部分备用。❸ 将留在锅中的葱油烧热，放入海参、酱油、白糖、盐、料酒，用中火煨熟海参，调入水淀粉，淋入备用的葱油即可。

虾酱蒸鸡翅

营养功效：虾酱营养丰富，蛋白质钙、铁、磷、硒等营养素的含量都较高同鸡翅一起食用，在增加泌乳量的时也能促进母乳质量的提高。

原料：鸡翅翅中 4 只，虾酱 2 小匙葱段、姜片、酱油、料酒、水淀粉、盐白糖各适量。

做法：❶ 洗净翅中，沥干水分，翅中上划几刀，用酱油、料酒、水淀粉和盐腌制 15 分钟。❷ 将腌好鸡翅中放入一个较深容器中，加入虾酱、姜片、白糖、油和适量的盐匀盖上盖儿。❸ 放进微波炉用大火蒸 8 分钟，取出加入葱段，再放入波炉中大火蒸 2 分钟，取出码盐中即可。

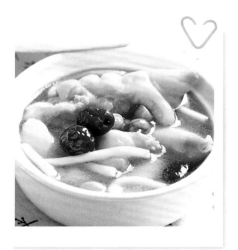
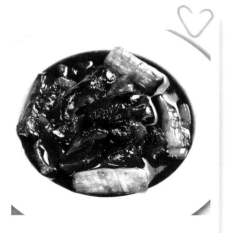
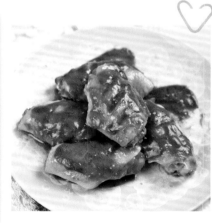

木瓜牛奶蒸蛋

营养功效：木瓜口感好，糖分低，其中的木瓜酶可促进乳腺发育，对新妈妈有催乳下奶的作用。牛奶和鸡蛋更是新妈妈坐月子必备营养品。

原料：木瓜半个，鸡蛋2个，牛奶250毫升，红糖适量。

做法：❶ 木瓜去皮、去子，切块，平铺碗底；鸡蛋、红糖搅匀。❷ 牛奶加温，加入蛋液内，牛奶和蛋液的比例大概是1:4。❸ 把牛奶、蛋液倒入装木瓜的碗里，隔水蒸10分钟即可。

栗子黄鳝煲

营养功效：黄鳝味甘，性温，能补五脏、填精养血、除风湿、活筋骨，可滋阴补血，对产后妈妈筋骨酸痛、浑身无力、精神疲倦、气短懒言等都有良好疗效。

原料：黄鳝1条，栗子5颗，姜片、盐、料酒各适量。

做法：❶ 黄鳝去肠及内脏，洗净，用热水烫去黏液，将处理好的黄鳝切成4厘米长的段，加盐、料酒拌匀，备用；栗子洗净去壳。❷ 将黄鳝段、栗子、姜片一同放入锅内，加入适量清水，大火煮沸，转小火再煲1小时，最后加盐调味即可。

丝瓜虾仁糙米粥

营养功效：糙米是粗粮，富含碳水化合物，是新妈妈的肠道"清道夫"，丝瓜和虾仁都是催乳佳品，这道催乳粥美味、清淡，是新妈妈的最爱。

原料：丝瓜半根，虾仁5个，糙米50克，盐适量。

做法：❶ 将糙米清洗后加水浸泡约1小时；将糙米、虾仁洗净一同放入锅中。❷ 加入2碗水，用中火煮15分钟成粥状。❸ 丝瓜洗净，放入已煮好的粥内略煮，最后加少许盐调味即可。

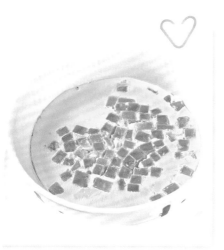
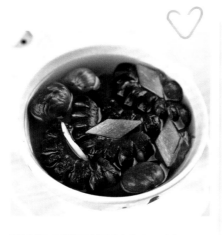
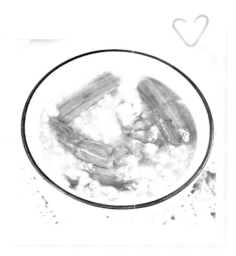

剖宫产妈妈的饮食调理

剖宫产后，在没有出现排气现象时，新妈妈是不能吃东西的。等到排气后，就要好好地安排剖宫产新妈妈的月子餐了，剖宫产毕竟是个手术，对新妈妈身体影响较大，所以绝不能掉以轻心。

顺产和剖宫产饮食要有别

剖宫产与正常生产相比，新妈妈身体上发生了明显的变化：子宫受到创伤；手术中失血，使血中催产素含量降低，影响了子宫复旧；术后禁食，身体活动少，使子宫入盆延迟，恶露持续时间延长；术中创伤，新妈妈精神疲惫，脑垂体分泌催乳素不足，影响乳汁正常分泌等。进行剖宫产的妈妈，更应该注意调养身心。剖宫产因有伤口，同时产后腹内压突然减轻，腹肌松弛、肠蠕动缓慢，易有便秘倾向，饮食的安排应与顺产的妈妈有差别。

将黄瓜和胡萝卜放在蛋汤里同煮，可减小食物的寒性，保护肠胃。

剖宫产术后 6 小时内应禁食

进行剖宫产手术的新妈妈，由于肠管受到刺激而使肠道功能受损，肠蠕动减慢，肠腔内有积气，术后易有腹胀感。剖宫产术后 6 小时内应禁食，待术后 6 小时后，可以喝一点开水，刺激肠蠕动，等到排气后，才可进食。刚开始进食的时候，应选择流质食物，然后由软质食物向固体食物渐进。

手术后前三天这样吃

排气后，因为手术和失血的原因，剖宫产的新妈妈更加需要营养，坐月子食谱更需要精心的安排。

第一天排气后可以吃面汤、蛋汤、鱼汤、果汁等，但是不能一次吃得太多，最好分几次吃。

第二天可以吃一些肉末、烂面条、清粥等，可以比第一天的饮食浓稠些。

到了第三天，基本上就可以恢复一般坐月子的普通饮食了，这个时候一定要注意蛋白质、维生素和矿物质的补充，不但有利于身体的恢复，而且还有利于伤口的愈合。

科学食疗防便秘

剖宫产因有伤口，同时产后腹内压突然减轻，腹肌松弛、肠蠕动缓慢，再加上下床活动少，易有便秘倾向，所以饮食要格外注意。

首先要多喝水，多增加膳食纤维和蔬菜、水果的摄入。其次要合理搭配，荤素结合、粗细结合。还可以吃一些润肠通便的食物，比如食用香油和蜂蜜来进行调理。

教给产后便秘妈妈的一个小窍门，清晨起床后先喝一杯温开水，再做腹部按摩或适当走动，以促进肠蠕动，然后就排便，每日固定时间，时间在 3~5 分钟之内，以养成固定时间排便的习惯。

剖宫产术后巧调理

只要调理得当，剖宫产新妈妈也能跟顺产新妈妈一样，拥有一个健康的身体，给予宝宝最好的关怀。剖宫产新妈妈应多补充动物性蛋白，如鸡鱼、瘦肉、动物肝脏、动物血等，同时也要摄取适量的蔬菜和水果，少吃煎炸等不易消化的食品。

导尿管拔出后要增加饮水量

因为插导尿管本身就可能引起尿道感染，再加上阴道排出的污血很容易污染到尿道，新妈妈可通过多饮水、多排尿，冲洗尿道，以防泌尿系统感染。

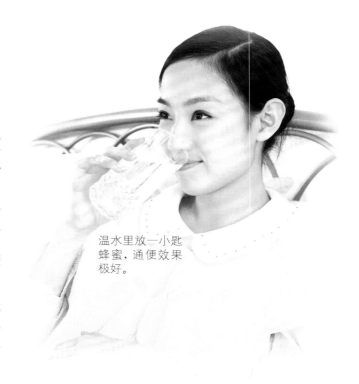

温水里放一小匙蜂蜜，通便效果极好。

剖宫产不宜吃得太饱

剖宫产手术时肠道不免要受到刺激，胃肠道正常功能被抑制，肠蠕动相对减慢。若多食会使肠内代谢物增多，在肠道滞留时间延长，这不仅会造成便秘，而且产气增多，腹压增高，不利于新妈妈康复。

不宜在伤口愈合前多吃鱼

鱼类是新妈妈很好的进补食品，而且有利于下乳，但剖宫产或侧切的新妈妈不宜过多食用，因为鱼类特别是海产鱼类体内含有丰富的有机酸物质，会抑制血小板凝集，对术后止血与创口愈合不利。尤其是产后 1~7 天不能喝过浓的鱼汤。

产后恢复调养方

新妈妈一面沉浸在初见宝宝的喜悦之中，一面又忍受着气血两虚、产后便秘等不适症状的折磨。其实，对付产后不适最好的方法就是食疗了，可以兼顾食疗和营养两大原则。

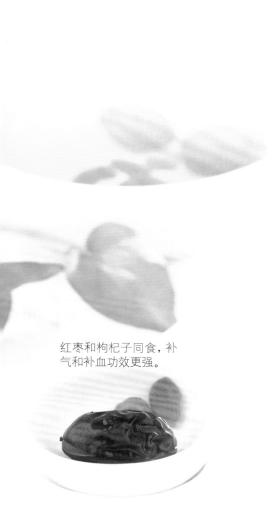

红枣和枸杞子同食，补气和补血功效更强。

补气食疗方

很多新妈妈坐月子期间觉得自己疲乏无力，心慌气短，这时就要适当摄入一些补气的食物了，比如山药、黄芪、羊肉、桂圆等都是补气的佳品，而且还可滋补身体，对新妈妈身体的恢复大有裨益。

桂圆红枣茶

桂圆剥去壳，红枣洗净去核，放入锅内，加清水煮沸，即可饮用。

荔枝山药莲米粥

干荔枝去壳除核；山药去皮，洗净；莲子泡软去心。锅内放水，加入荔枝、粳米、山药、莲子，用大火烧开，转小火熬煮，至米烂汤稠时，放入红糖，稍搅拌即可。

黄芪橘皮红糖粥

黄芪洗净，煎煮取汁；粳米放入锅中，加入煎煮汁液和适量清水，熬煮至七成熟时再放入橘皮，同煮至熟，加红糖调匀即可。

补血食疗方

新妈妈分娩时都会或多或少失血，所以产后的补血问题一定不能马虎。其实，只要通过健康的饮食就可以达到很好的补血效果。新妈妈要适当多食含铁较多、营养丰富的食品，如肉类、蛋类、鱼类、海产品（如海带、紫菜），动物肝、动物血、红枣、花生、木耳等食物。

枸杞牛肝汤

将牛肝洗净切块，枸杞子洗净。油锅烧至八成热，放牛肝煸炒一下，加入适量牛肉汤，放入枸杞子，共煮至牛肝熟透，再以盐调味即成。

枸杞红枣饮

将 40 克红枣和 20 克枸杞子加入热水中，煮至水开，改小火煮 10 分钟即可，有补血、健脾和养心神之功效。

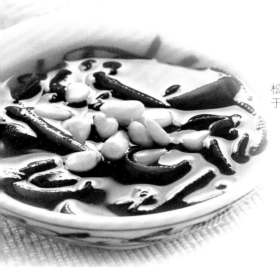
松仁海带汤还有助于防治产后便秘。

补钙食疗方

很多新妈妈怀孕时特别注意补钙，但是等生完宝宝后就忽略了补钙的重要性。其实，产后新妈妈更易缺钙，尤其是哺乳新妈妈，这是因为如果钙的摄入量不足，新妈妈就会动用体内的钙，以保证乳汁中钙的含量，所以产后补钙势在必行。

鸭血粉丝汤

鸭血 50 克，切块；粉丝 80 克，泡软，放入高汤中与鸭血共煮，加醋、盐调味，最后撒上香菜叶即可。

松仁海带汤

松子仁用清水洗净，水发海带洗净，切成细丝。锅置火上，放入鸡汤、松子仁、海带丝用小火煨熟，最后加盐调味即成。

骨汤烩酿豆腐

虾仁剁碎，与鸡蓉一起调配成馅料，塞入切小口、部分去瓤的油豆腐中；骨汤烧开，下入酿好的油豆腐，用小火煮，加盐调味；最后加入小油菜、胡萝卜等点缀。

补虚食疗方

产后虚弱的原因包括难产、分娩或产后出血过多、产后饮食不当、产后出汗过多或产后休息不足、过度劳累等，严重的产后虚弱称为产后虚劳。

新妈妈月子期间要注意休息，保证睡眠，放松心态，及时和家人沟通，寻求协助；多选择一些富含铁的食品或者是促进血液循环的营养品，如动物内脏、海带、紫菜、菠菜、芹菜、西红柿、桂圆、红枣、花生红衣等。

桂圆羹

将 50 克桂圆肉清洗干净，备用。将 200 毫升清水烧开，放入桂圆肉，改为小火炖 30 分钟左右，即可食用。

香油胡萝卜粥

150 克胡萝卜去皮切成丁，100 克粳米淘洗干净。锅中烧沸清水，加入粳米、胡萝卜，沸后再改用小火熬煮至粥成，加盐调味即可。

产后便秘食疗方

幸福地做了新妈妈之后，另一种难言之隐——便秘可能也随之而来，这是最常见的产后病之一。

产后便秘除和一般便秘症状相同外，有时可兼有面色萎黄、皮肤不润、口渴舌红、精神疲惫等情况。产后便秘禁用大黄及以大黄为主的清热泻下药，如三黄片、牛黄解毒片、牛黄上清丸等，最好的办法就是食用润肠通便的食物来缓解和改善产后便秘的困扰。

油菜汁

取新鲜油菜洗净，捣烂取汁，每次饮服 1 小杯，每日服用两三次，可辅助治疗产后便秘。

茼蒿汤

取新鲜茼蒿 250 克，做菜或做汤吃，每日 1 次，连续 7~10 天为 1 个疗程，可辅助治疗产后便秘。

芹菜茭白汤

取新鲜茭白 100 克，芹菜 50 克，水煎服。每日 1 次，可辅助治疗产后便秘。

产后腹痛食疗方

分娩后，新妈妈出现下腹部的阵发性疼痛，称为产后腹痛，也称为"宫缩痛"，这是正常现象，一般发生于产后一两天内，三四天后自然消失。产后腹痛主要是因为子宫收缩，子宫正常下降到骨盆内所引起的。产后大约一周新妈妈就会完全没有腹痛的感觉。如果腹痛时间过长，就要考虑腹膜炎的可能。

黄芪党参炖母鸡

母鸡 1 只，黄芪、党参、山药各 30 克，隔水蒸熟食用，对产后身体虚弱、产后腹痛有一定的治疗作用。

红糖姜饮

红糖 100 克，鲜姜 10 克，水煎服，可辅助治疗产后腹痛和产后胃部疼痛。

黄瓜藤汤

取黄瓜藤适量，阴干，每次取 30 克，加 50 克红糖、50 毫升米酒，加水适量，煎服。每日 1 次，连服 3 次，可辅助治疗产后腹痛。

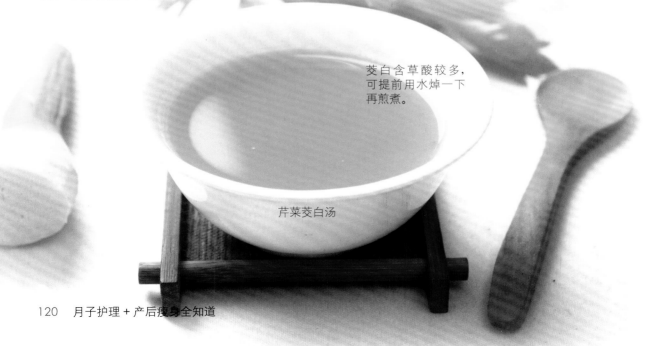

茭白含草酸较多，可提前用水焯一下再煎煮。

芹菜茭白汤

恶露不尽食疗方

新妈妈分娩结束后，恶露就开始出现了。产后恶露不尽，这是许多新妈妈都会遇到的一个问题。在正常情况下，产后1~3天出现血性恶露，含有大量血液、黏液及坏死的内膜组织，有血腥味。产后4~10天转为颜色较淡的浆性恶露，产后两周排出的为白恶露，为白色或淡黄色，量更少。恶露在早晨的排出量较晚上多，一般持续3周左右停止。

益母草煮鸡蛋

益母草30~60克，加水煮半小时，滤去药渣，打入鸡蛋2个，煮熟食用。

人参炖乌鸡

将10克人参浸软切片，装入净乌鸡鸡腹，与红枣同放入砂锅内，加盐隔水炖至鸡烂熟，食肉饮汤。

白糖藕汁

100克鲜白嫩藕榨取藕汁，再将适量白糖兑入藕汁中，随时饮服。适用于血热所致的产后恶露不尽。

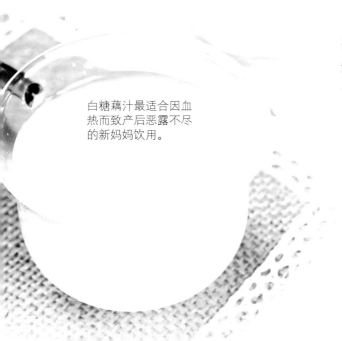

白糖藕汁最适合因血热而致产后恶露不尽的新妈妈饮用。

消水肿食疗方

当新妈妈发现自己下肢甚至全身出现浮肿、心悸气短、四肢乏力、尿少不适等症状时，要及时到医院检查。有产后水肿的新妈妈，睡前要少喝水，饮食要清淡，不要吃过咸或过酸的食物，尤其是咸菜，以防水肿加重；补品不要吃太多，以免加重肾脏负担；可多摄入脂肪较少的肉类或鱼类，并进行适量的运动以帮助身体恢复，排出体内多余水分。

红小豆薏米姜汤

50克红小豆和50克薏米用冷水浸泡3小时以上，将5片老姜与红小豆、薏米同煮，大火煮开后转小火继续煮40分钟，待红小豆薏米煮熟软后，加少量白糖调味。

大豆鲤鱼汤

鲤鱼1条，收拾干净。大豆100克与白术20克，洗净，放入砂锅加水与鲤鱼同煮。大火烧开，改小火慢煮至豆、鱼熟烂即可。

桂圆粥

30克桂圆，洗净切成小丁块。60克粳米淘洗干净。将桂圆、粳米放入锅中，加水600毫升，煮至米烂开花、粥汁黏稠时离火，搅匀即可食用。每日可食一两次。

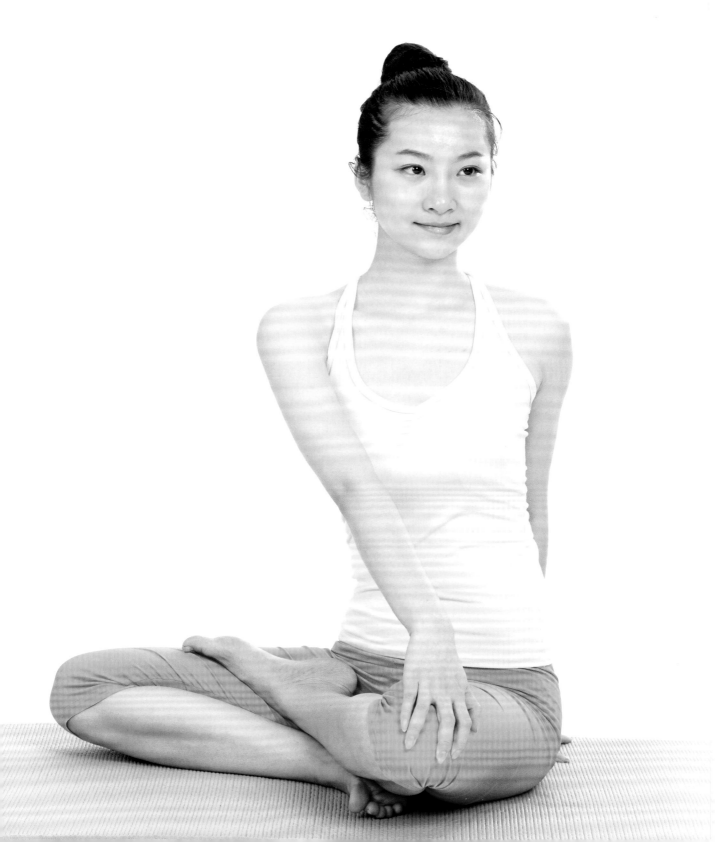

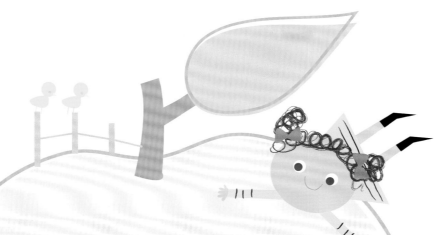

产后瘦身

　　产后，大多数新妈妈面对自己发胖、臃肿的身材苦恼不已，以前那个苗条、纤瘦、拥有骄人曲线的自己真的一去不复返了吗？答案当然是否定的。只要新妈妈掌握科学的饮食、睡眠和运动，照样能恢复孕前的完美身材。

产后吃什么营养又瘦身

产后进补的同时,瘦身也被新妈妈逐渐提上日程。新妈妈应注重食物的质量,少食用高脂肪、高蛋白不易消化的食物,多食用豆腐、冬瓜等营养丰富而又脂肪少的食物,多吃蔬菜和水果。

饮食 + 运动瘦身

新妈妈在身体恢复得不错的情况下,可以从饮食和运动两方面达到瘦身的效果。饮食要清淡,在滋补的同时多摄取一些蔬菜、水果和各类谷物。此外,可适宜进行瘦身锻炼,但是,锻炼的时间不可过长,运动量也不能过大,要注意循序渐进,逐渐增加运动量。

需要特别强调的是,哺乳新妈妈刻意瘦身会影响乳汁的品质,所以最好采用适当运动的方式来瘦身。

增加膳食纤维的摄入量

膳食纤维具有纤体排毒的功效,因此新妈妈在平日三餐中应多摄取芹菜、南瓜、红薯和芋头这些富含膳食纤维的蔬菜,可以促进胃肠蠕动,减少脂肪堆积。而且,这些富含膳食纤维的食物对新妈妈本身的身体恢复和调养也大有益处。

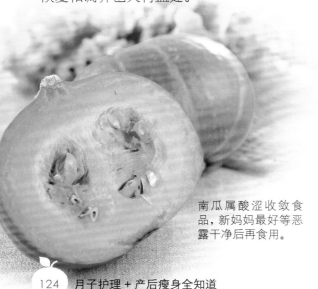

南瓜属酸涩收敛食品,新妈妈最好等恶露干净后再食用。

B 族维生素可帮助脂肪和糖分分解

B 族维生素不仅可以帮助新妈妈恢复身体,更是具有瘦身的神奇功效。维生素 B_1 可以将体内多余的糖分转换为能量,维生素 B_2 可以促进脂肪的新陈代谢。一旦 B 族维生素摄取不足,不仅导致腿胖,还会因容易疲倦而引起腰酸背痛。

富含维生素 B_1 的食物:猪肉、猪肝、糯米、花生脱脂奶粉、全麦面包。

富含维生素 B_2 的食物:猪肉、动物肝脏、鳗鱼蘑菇、蚌蛤、茄子、木耳、茼蒿、紫菜。

常食糙米清肠胃

糙米属于粗粮,相比精米含有更多的膳食纤维因此可以成为新妈妈的肠胃"清道夫"。每天都吃一顿糙米饭,可以慢慢改善便秘现象,有助于体内毒素的排出,不但对健康有益,更有助于保持身材的苗条和皮肤的干净透亮。

新妈妈如果觉得不太好吃,就一半精米一半糙米地混着蒸煮。牙齿不好的新妈妈,就可选择糙米粥食用。

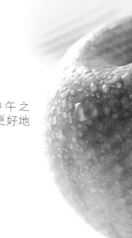

苹果应在中午之前吃，才能更好地清理肠道。

产后瘦身多食苹果

苹果营养丰富，热量不高，而且是碱性食品，可增强体力，提高抗病能力。苹果果胶属于可溶性膳食纤维，不但能加快胆固醇代谢，有效降低胆固醇水平，还可加快脂肪代谢。所以，产后新妈妈瘦身应多吃苹果。

适当吃菠萝助消化

菠萝果实营养丰富，含有人体必需的维生素C、β-胡萝卜素以及易为人体吸收的钙、铁、镁等矿物质。菠萝果汁、果皮及茎所含有的蛋白酶，能帮助蛋白质消化，并能分解鱼、肉等动物脂肪，因此月子期间经常吃肉的新妈妈和消化不良的新妈妈，都可以通过饭后吃菠萝来保持苗条的身材。

食竹荪可减少脂肪堆积

竹荪洁白、细嫩、爽口，味道鲜美，营养丰富。竹荪所含多糖以半乳糖、葡萄糖、甘露糖和木糖等异多糖为主，所含的多种矿物质中，重要的有锌、铁、铜、硒等。竹荪属于碱性食品，能降低体内胆固醇，减少腹壁脂肪的堆积。新妈妈吃了既能补营养，又没有脂肪堆积的困扰。

吃魔芋速瘦身

魔芋的主要成分是葡甘露糖，并含有多种人体不能合成的氨基酸及钙、锌、铜等矿物质，是一种低脂、低糖、低热、无胆固醇的优质膳食纤维。魔芋食后有饱腹感，可减少新妈妈摄入食物的数量和能量，消耗多余脂肪，有利于控制体重，达到自然减肥效果。魔芋是有益的碱性食品，如果酸性食品吃得过多，搭配吃些魔芋，可以达到食品酸碱平衡，对健康有利。

瘦身忌盲目吃减肥药

新妈妈千万不要为了急于瘦身，就去盲目地吃减肥药、喝减肥茶，这样不仅对自己的身体恢复不利，更重要的是，减肥药的某些成分会随着乳汁进入到宝宝体内，危害宝宝的健康。即便是不哺乳的新妈妈，因为产后身体比较虚弱，也不可盲目、自行吃减肥药瘦身。

新妈妈必吃的营养瘦身食谱

玉米面发糕

营养功效：玉米中的维生素 B_6、烟酸等成分，具有刺激胃肠蠕动、加速排泄的特性，可防治便秘。

原料：面粉、玉米面各 50 克，红枣 2 颗，泡打粉、酵母粉、白糖、温水各适量。

做法：❶ 将面粉、玉米面、白糖、泡打粉先在盆中混合均匀；酵母粉融于温水后倒入面粉中，揉成均匀的面团。❷ 将面团放入蛋糕模具中，放温暖处醒发 40 分钟左右至两倍大。❸ 红枣洗净，加水煮 10 分钟；将煮好的红枣嵌入发好的面团表面，入蒸锅。❹ 开大火，蒸 20 分钟，立即取出，取下模具，切成厚片即可。

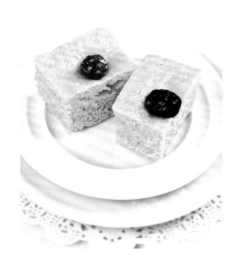

红小豆饭

营养功效：红小豆含有丰富的膳食纤维，具有很好的润肠通便、降压降脂、补□消肿的作用。此外，红小豆还具有催乳的功效。

原料：红小豆 30 克，粳米 40 克。

做法：❶ 红小豆洗净，浸泡一夜，再将浸泡的水去掉，用清水冲几遍。❷ 锅中放入适量水，再放入红小豆，煮至八成熟。❸ 把煮好的红小豆和汤一起倒入淘洗干净的粳米中，蒸熟即可。

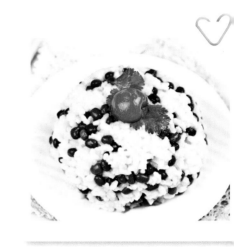

炒豆皮

营养功效：豆皮是高蛋白、低脂肪、不含胆固醇的营养食品，与香菇、胡萝卜等蔬菜同食，清淡爽口，是新妈妈喜欢的一道素食。

原料：豆皮 1 张，香菇 4 朵，胡萝卜半根，香油、姜片各适量。

做法：❶ 香菇洗净，切片；胡萝卜洗净，切丝。❷ 将香油烧热，爆香姜片，再放入豆皮、胡萝卜丝、香菇片，炒熟即可。

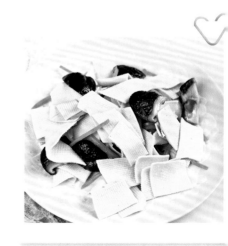

荠菜魔芋汤

营养功效：魔芋中特有的束水凝胶纤维，可促进肠道蠕动，加快排便速度，是天然的肠道"清道夫"，也是产后瘦身食谱中不可缺少的食物。

原料：荠菜 4 根，魔芋半个，盐、姜丝各适量。

做法：❶ 荠菜去根择洗干净，切成段，备用。❷ 魔芋洗净，切成条，用热水煮 2 分钟去味，沥干，备用。❸ 将魔芋、荠菜、姜丝放入锅内，加清水用大火煮沸，转中火煮至荠菜熟软。❹ 出锅前加盐调味即可。

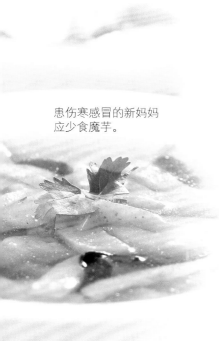

患伤寒感冒的新妈妈应少食魔芋。

冬瓜丸子汤

营养功效：冬瓜丸子汤中维生素含量高而脂肪少，有消肿利尿作用。

原料：猪肉末 100 克，冬瓜 1 块，鸡蛋 1 个（取蛋清），料酒、姜末、盐、香菜、香油各适量。

做法：❶ 冬瓜削皮，切成薄片；肉末放入碗中，加入蛋清、姜末、料酒、盐，搅拌均匀。❷ 锅中加水烧开，调为小火，把肉馅挤成大小均匀的肉丸子，放入锅中，用汤勺轻轻推动，使之不粘连。❸ 丸子全部挤好后开大火将汤烧沸，放入冬瓜片煮 5 分钟，加盐调味，放入香菜，滴入香油即可。

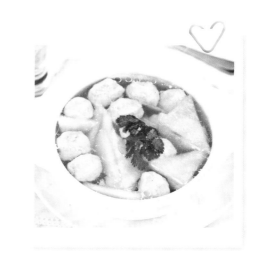

鲷鱼豆腐汤

营养功效：鲷鱼是一种深海鱼，富含蛋白质、钙、钾、硒等营养元素，豆腐可以补充钙质和植物蛋白。

原料：鲷鱼 1 条，豆腐 1 块，胡萝卜 1 根，葱末、盐、水淀粉各适量。

做法：❶ 鲷鱼切块，入开水余烫捞出，再用清水洗净；豆腐、胡萝卜洗净，切丁。❷ 锅内加水烧开，放入鲷鱼块、豆腐丁、胡萝卜丁，小火煮 10 分钟，放入盐，用水淀粉勾芡后盛入碗中，撒上葱末即可。

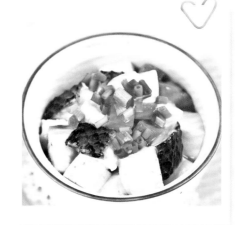

不影响哺乳的瘦身方案

不少人会认为，哺乳期的妈妈们需要给宝宝足够多、足够营养的奶水，就必须先将妈妈们喂饱喂好，所以哺乳期不考虑瘦身的问题，但这带来的后果就是，哺乳期一过，妈妈们会被超重、肥胖的问题所困扰。其实，只要方法得当，母乳喂养和瘦身也可以两全其美。

哺乳妈妈产后 6 周开始瘦身计划

在宝宝出生后的 6 周是新妈妈身体恢复的重要时期，也是宝宝成长非常迅速的时期，哺乳妈妈需要充足的营养来保证身体恢复，并为宝宝提供最好的照顾。这段时间你的饮食特点最好是营养丰富、好消化，同时，荤素搭配、主食充足，并输入足够的汤汁水分。

在宝宝出生 6 周后，哺乳妈妈的身体已经基本复原，和宝宝也建立了较为稳定的母乳喂养模式，这时就可以通过健康的饮食习惯来慢慢调整体重了。这个过程有时需要 10 个月到 1 年的时间，最好的速度是每周减重 0.5~1 千克。因为短时间过快的体重变化，不仅会让你的身体吃不消，还可能会影响你的乳汁质量，从而影响宝宝的成长。其实要知道，坚持母乳喂养就会消耗你大量的能量，所以，当你给宝宝断奶时，往往会发现自己已经恢复了苗条的身材。

不宜生完宝宝就节食

产后 42 天内，新妈妈不要盲目地通过控制饮食而减肥。刚刚生产完的新妈妈，身体还未恢复到孕前的状态，加上哺乳的重任，正是需要新妈妈补充营养的时候，此时如果强制节食，不仅会导致新妈妈身体恢复慢，还有可能引起产后并发症，也会导致宝宝营养跟不上。

哺乳妈妈可以通过合理安排饮食，做到既保证自己和宝宝的营养需求，又避免营养过剩。饮食中注意蛋白质、碳水化合物和脂肪类食物的搭配，不要只偏好鸡鸭鱼肉等荤菜，也尽量不吃或少吃甜食、油炸食物、动物油等高脂肪食物。

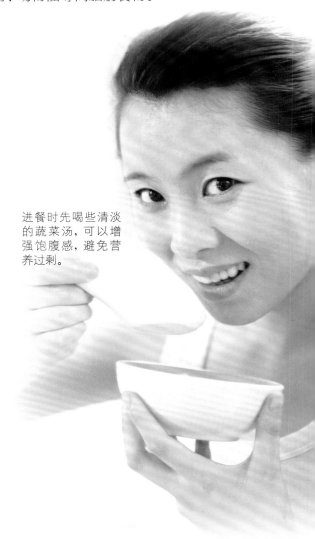

进餐时先喝些清淡的蔬菜汤，可以增强饱腹感，避免营养过剩。

运动前先哺乳

哺乳新妈妈在运动前最好先给宝宝喂奶，这是因为通常运动后，新妈妈机体内会产生大量乳酸，影响乳汁的质量。而且，运动后也不要立即给宝宝哺乳。因为乳酸潴留于血液中使乳汁变味，宝宝不爱吃。据测试，通常中等强度以上的运动即可产生此种状况。哺乳新妈妈必须注意，只宜从事一些温和运动，运动结束后先休息一会儿再哺乳。

产后瘦身忌急于求成

产后减肥不能操之过急，新妈妈尤其是哺乳的新妈妈必须格外注意。产后最需要调养身体，补充营养，绝对不可以不顾及自己身体强行运动减肥。

产后进行适当运动可以促进血液循环，增加热量消耗，防止早衰，恢复生育前原有的女性美。但要注意时间不可过长，运动量不可过大。根据个人的体质情况逐渐延长时间，适当加大运动量，逐步由室内走向户外。运动形式可选择散步、快步走、保健操等。动作幅度不要太大，用力不要过猛，要循序渐进，量力而行。

产后不要强制节食瘦身

产后42天内，新妈妈不能盲目节食减肥。因为身体还未完全恢复到孕前的程度，加之还担负哺育任务，此时正是需要补充营养的时候。产后强制节食，不仅会导致新妈妈身体恢复慢，严重的还有可能引发产后各种并发症。

贫血时忌瘦身

如果分娩时失血过多，会造成贫血，使产后恢复缓慢，在没有解决贫血的基础上瘦身势必会加重贫血。所以，产后妈妈若贫血一定不能减肥，要多吃含铁丰富的食物，如菠菜、红糖、鱼、动物肝脏，肉类等。

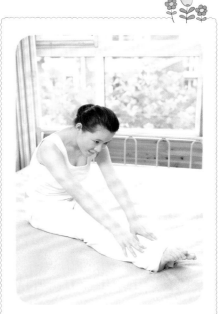

轻轻按摩双腿，可以减轻腿脚水肿的症状。

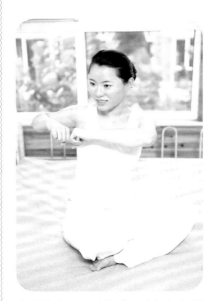

简单的肩部运动能够帮助新妈妈缓解频繁喂奶造成的肩颈部酸痛。

适合哺乳妈妈的柔软体操

哺乳期新妈妈因为担负着哺喂宝宝的任务，所以运动要以温和为主，不可大强度、长时间地运动和瘦身，以免影响乳汁的质量。下面这套柔软体操既不会让新妈妈觉得疲累，又能伸展四肢，加强关节和韧带的力量，适合哺乳的新妈妈锻炼之用。

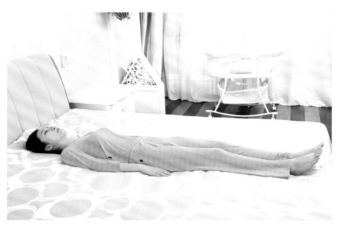

❶ 仰卧，双手自然放在身体两侧，双腿伸直，放松，保持10 秒。

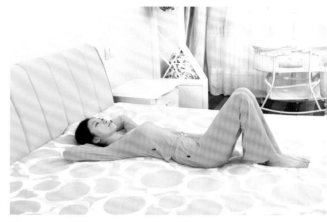

❷ 双手放在脑后，双腿弯曲平放。

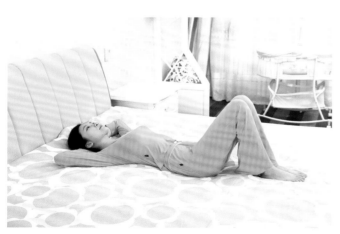

❸ 提起下颌，做深呼吸 2 次。

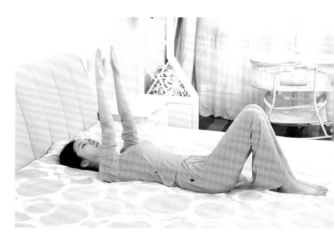

❹ 收拢下颌，双臂伸直与身体垂直，保持 5 秒。

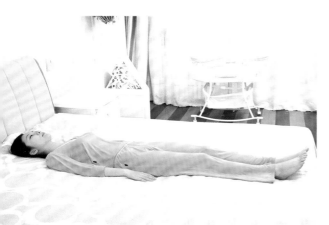

回归步骤 1，保持身体放松状态 10 秒。

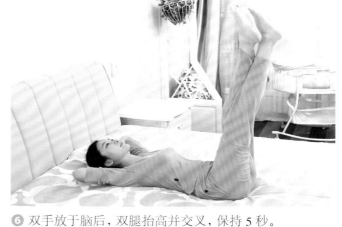

⑥ 双手放于脑后，双腿抬高并交叉，保持 5 秒。

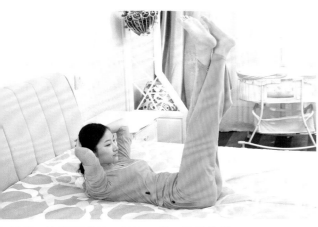

屈身，让肩膀离地，保持 5 秒，然后放松。

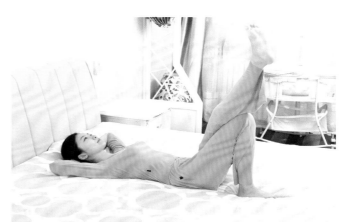

⑧ 屈起右腿，并把左腿放于右膝盖上，保持 10 秒。

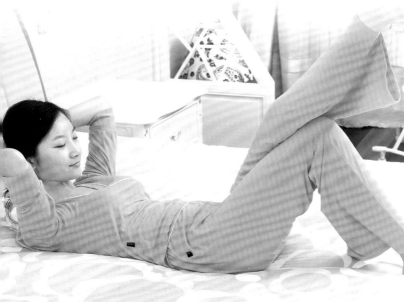

⑨ 腿保持姿势不动，头和肩膀轻轻离开床面，保持 5 秒，然后换腿进行步骤 8 和 9 的动作。

产后第 1 周的瘦身计划

分娩后，新妈妈的腹壁会松弛，为了帮助新妈妈恢复体形，增进健康，应该在产后第 1 周就开始做适合自己的运动。此时的运动并不是单纯为了瘦身，而是使气血畅通，让新妈妈尽快恢复元气，其重要性并不亚于补充营养。

产后初期运动要量力而行

新妈妈在产后适当运动，对体力恢复和器官复位有很好的促进作用，但一定要根据自身状况适量运动。有的新妈妈为了尽快减肥瘦身，就加大运动量，这么做是不合适的，大运动量或较剧烈的运动方式会影响尚未康复的器官恢复，尤其对于剖宫产的新妈妈，剧烈运动还会影响剖宫产刀口的愈合。再则，剧烈运动会使人体血液循环加速，使机体疲劳，运动后反而没有舒适感，不利于新妈妈的身体恢复。

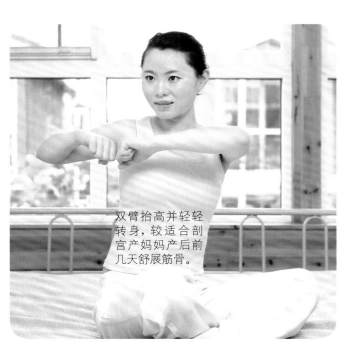
双臂抬高并轻轻转身，较适合剖宫产妈妈产后前几天舒展筋骨。

产后瘦身不同于一般减肥

当宝宝顺利、平安地来到新妈妈身边，新妈妈又有了新的苦恼——身材变样和产后肥胖。这是新妈妈十分头疼的问题，于是有些新妈妈就按照普通的减肥法开始减肥，比如节食、大强度运动、吃减肥药等，这都是不正确的。因为产后妈妈不仅需要哺乳保证乳汁的质和量，而且历经分娩，新妈妈的身体各部位的恢复需要一定的时间，一般的减肥法大多不适合产后的新妈妈。新妈妈绝对不能为了追求减肥速度和效果而盲目节食或在无科学的指导下进行高强度运动，最后伤害的是自己和宝宝的健康。

剖宫产妈妈应产后 4 周再运动

剖宫产新妈妈在产后运动上一定要跟顺产妈妈区分开来，千万不能按照顺产新妈妈的运动和瘦身方案来进行，这是因为手术的刀口恢复起来需要一定的时间，新妈妈腰腹部比较脆弱，强行用力锻炼，会对身体造成伤害。一般来说，剖宫产妈妈产后 24 小时可以做翻身、下床走动这些轻微的动作，等产后 4 周伤口基本愈合了，再进行瘦身运动。

新妈妈运动前的准备

因为新妈妈的身体比较虚弱，在分娩过程中一些器官可能受到不同程度的损伤，所以不能贸然开始运动，做好充足的准备才能达到产后运动的目的，否则会适得其反。

与医生沟通

新妈妈可以就产后运动事宜与医生提前沟通，看是否适合运动、适合做什么运动、什么时间适合做运动等，让医生帮助新妈妈制定一个产后运动计划。

饮食准备

空腹运动容易发生低血糖。所以，如果新妈妈选择在早晨运动，建议早起30分钟为自己准备适合的早餐。运动前应以优质蛋白质的食物为主，这样可以帮助你在运动中消耗更多的脂肪。鸡蛋、脱脂牛奶、鱼、豆腐等都是蛋白质的上好来源。

衣着准备

最好穿纯棉的宽松衣裤，另外准备一条干毛巾，以备运动时及时擦汗。

新妈妈运动时不可缺水

新妈妈由于易出汗、身体虚弱等特殊的身体状况，在运动时一定要注意补充水分。首先，运动前新妈妈应该喝适量温开水；其次，运动20~30分钟后也要休息并补充水分，最好补充温开水，以40~50℃的温开水最合适，因为这种温度的水最易由胃部流至小肠，被新妈妈吸收；另外，需要水分的多少，取决于新妈妈的运动量及四周的环境因素，比如气候、温度及阳光的强度等。

哺乳是最有效的瘦身方式

有些新妈妈觉得如果哺喂宝宝就得多吃、多补，更不易体形恢复，所以干脆就放弃哺乳。这是极不正确的。专家提醒新妈妈，产后最佳的瘦身秘方就是哺乳了，因为喂母乳有助于消耗母体的热量，其效果比起节食、运动，丝毫不逊色！

在哺乳期的前三个月，新妈妈怀孕时在体内储存的脂肪，可以借助哺乳，每天以100~150大卡的数量消耗掉，由于哺乳的妈妈所消耗的热量较多，自然比不哺乳的新妈妈容易恢复产前的身材。同时，哺乳还可加强母体新陈代谢和营养循环，将体内多余的营养成分输送出来，减少皮下脂肪的堆积。

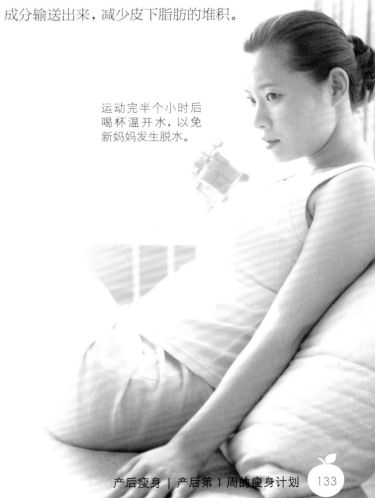

运动完半个小时后喝杯温开水，以免新妈妈发生脱水。

顺产妈妈产后第 1 天就应适当运动

　　顺产的新妈妈，在产后第 1 天就可以开始活动，有助于产后早日恢复，例如：在床上做一些翻身、抬腿、缩肛运动。尤其是缩肛运动对产后盆底的肌肉和肌膜的恢复非常有益。顺产新妈妈 6~12 个小时就能起床做轻微活动，可以做下面这些简单的运动。

屈伸手指

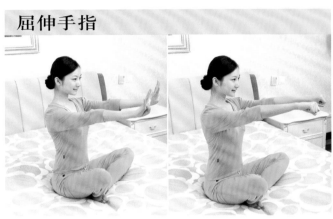

❶ 从大拇指开始，依次握起，再从小指依次展开。

❷ 双手展开、握起，再展开、握起，反复进行。

转肩运动

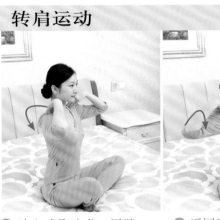

❶ 站立或取坐位，屈臂，手指触肩，肘部向外侧翻转 10 次。

❷ 返回后，再向相反方向转动 10 次。

呼吸运动

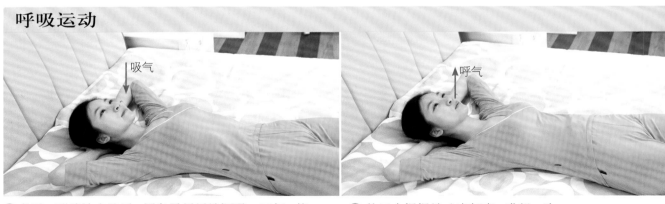

吸气

呼气

❶ 仰卧，两臂放在脑后，用鼻子缓缓地深吸一口气，使腹壁下陷，内脏牵向上方。

❷ 从口中慢慢地吐出气来，进行 3 次。

缩肛运动

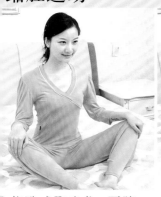
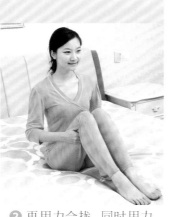

❶ 仰卧或取坐位，两膝分开。

❷ 再用力合拢，同时用力收缩及放松肛门。

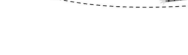

会阴侧切的顺产妈妈产后第1天不适合做缩肛运动和举腿运动，应该等伤口愈合好之后再进行，以免撕裂伤口。

背、腕伸展运动

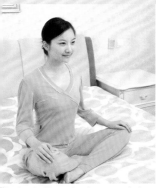
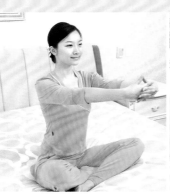
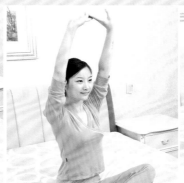
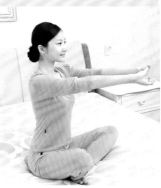

❶ 取坐位，盘膝，双手自然放于两腿上。

❷ 两手在前，手心向内握住，向前水平伸展，背部用力后拽，保持10秒。

❸ 双臂紧贴耳朵，抬高，两手掌压紧，保持5秒，放松。

❹ 两手在前相握，手心向外，同样向前伸展，保持5秒，放松。

举腿运动

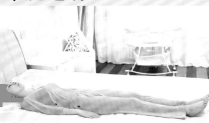
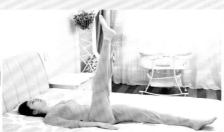
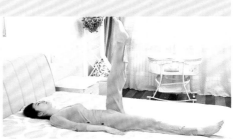

❶ 仰卧，两臂伸直，平放在身边。

❷ 右腿伸直举高，与身体成一直角。

❸ 换左腿，交替进行5次。

产后第 2 周的瘦身计划

产后第 2 周，新妈妈比起第 1 周逐渐有了食欲，有些新妈妈就开始猛吃猛喝，体重迅速攀升，这样不仅对自己的调养恢复不利，还会影响新妈妈的瘦身计划。

建立体重管理概念

很多新妈妈怀孕前和怀孕过程中很在意自己的体重，等宝宝一降生，新妈妈满脑子全是宝宝，反而忽视了对自己体重的关注。其实，产后新妈妈更应该建立体重管理的概念，不仅能避免体重增加过多，远离一些慢性疾病的困扰，对身体恢复有利，而且还有利于重塑曼妙身姿，健康甩掉产后的赘肉。

那么到底自己的体重算不算肥胖呢？什么才是标准体重？目前最简单的依据就是体重计算指数，即 BMI，也就是体重（千克）除以身高的平方（平方米）。BMI 是与体内脂肪总量密切相关的指标，该指标考虑了体重和身高两个因素。

最标准的 BMI 值为 22，这样的新妈妈比较能远离心血管疾病、慢性疾病的威胁，如果新妈妈觉得 BMI 值为 22 的体重数在外观上仍稍显胖，可乘以 0.9，作为减肥的目标体重。

BMI 计算方式

BMI：体重 ÷ 身高^2（米^2）

标准体重：22× 身高^2（米^2）

肥胖度（%）：（实际体重－标准体重）÷ 标准体重 ×100%

产后合理控制体重

有些新妈妈不注意饮食，盲目地补，再加上不爱运动，体重反而比怀孕的时候都重。既对自身健康不利，又影响了美观。其实，新妈妈适量补充营养就好，不要暴饮暴食，特殊补品宜少不宜多。

另外，新妈妈还要注意多活动、多运动，这是合理控制体重的有效方式，不仅有利于促进血液循环，加速恶露排出，也有利于各器官功能的恢复，还为新妈妈体形恢复奠定了良好的基础。

肥胖度判定标准

	瘦	普通	偏胖	肥胖
肥胖度	小于 1%	小于 10%	10%~20%	大于 20%
BMI	小于 18.5	18.5~24.9	24.9~29.9	大于 29.9

让腰部苗条的骨盆倾斜操

　　大多数新妈妈产后都会出现腰腹部脂肪堆积，骨盆变大、松弛的情况，由于骨盆支撑着上半身，所以如果骨盆松弛，就要通过臀部的肌肉以及腰部的肌肉来支撑身体，导致体形走样，容易发生腰痛以及肩酸等现象。所以要想保持好体形，必须及时锻炼骨盆。

　　做此套操时，一定要注意安全，能做到哪个程度就哪个程度，应循序渐进，不要盲目追求动作结果。

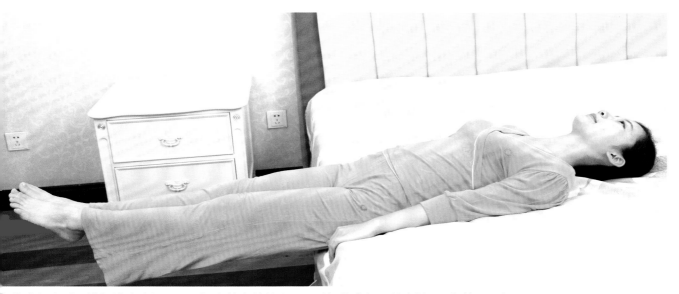

● 靠床沿仰卧，臀部放在床沿，双腿挺直伸出并悬空，双手把住床沿，以防滑下，保持 10 秒。

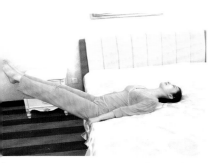

❷ 双腿合拢，膝盖不要打弯，慢慢向上举起。

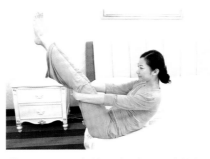

❸ 双腿举至身体上方时，双手扶住双腿，使之靠向腹部，双膝保持伸直，保持 5 秒。

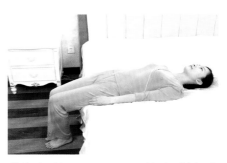

❹ 慢慢放下双腿，双腿着地，放松全身，保持 10 秒。

按摩腹部，巧排恶露

新妈妈产后瘦身，要坚持瘦身与调理身体并进的方式。按摩腹部就是一个很好的运动方案，既有利于新妈妈尽快排出恶露，又能让腹部的肌肉变紧实。新妈妈可以这样按摩：

平躺于床上，用拇指在肚脐下约 10 厘米处（这就是子宫的位置）轻轻地做环形按摩。每天按摩 2 次，每次 3~5 分钟。当子宫变软时，用手掌稍施力于子宫位置，做环形按摩，如果子宫硬起，则表示收缩良好。当子宫收缩疼痛厉害时，暂时停止按摩，可采取俯卧姿势以减轻疼痛。腹部按摩可以刺激胃肠蠕动，帮助子宫复原及恶露排出，也可预防因收缩不良而引起的产后出血。

哪些新妈妈不宜做产后体操

产后的体操锻炼是新妈妈恢复体形的一种很好的方式，是很多新妈妈瘦身的首选。但是，并非所有的新妈妈都适合用这种方式运动。有以下情况的新妈妈就不宜做体操锻炼：产后体虚发热者；血压持续升高者；有较严重心、肝、肺、肾疾病者；贫血及有其他产后并发症者；做剖宫产手术者；会阴严重撕裂者；产褥感染者。

做俯卧撑练腹肌

恢复较好的新妈妈在自然分娩后 1 周可做俯卧撑和仰卧起坐锻炼腹肌力量，减少腹部赘肉。

俯卧撑的做法：俯卧床上，双手撑起身体，收腹挺胸，双臂与床垂直；胳膊弯曲向床俯卧，但身体不能着床。每天做 1 次，每次 3~5 个，以后可逐渐增加。

仰卧起坐的做法：平躺于床上，两手交叉于头枕部，慢慢坐起再躺下。注意利用腰部和肘部的力量。每天 1 次，每次 3~5 个，以后可逐渐增加。

新妈妈不必刻意勉强自己做俯卧撑，推迟几天是没有关系的。

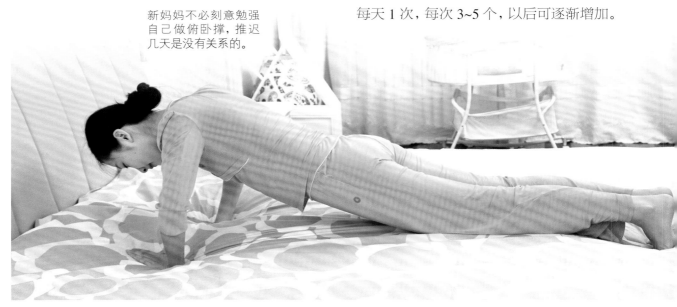

超简单的子宫恢复操

产后第 2 周是内脏收缩至孕前状态的关键时期，也是产后瘦身的主轴，此时做些和缓的产后体操可以帮助新妈妈的内脏复位，下面这套子宫恢复操虽然简单，但是对子宫和骨盆腔的收缩有很大的助益，新妈妈可早晚各做 3~5 分钟，能有效防止子宫后位，促进子宫回到正常的位置上。

① 新妈妈俯卧在床上，双腿伸直并拢，双手自然放于身体两侧。

② 将枕头放在腹部，将脸侧向一边，保持自然呼吸。

不过这套子宫恢复操只有在较硬的床上进行才能起到很好的效果，太软的床不利于子宫恢复。

小动作也能瘦全身

本周新妈妈身体虽然较之于第 1 周有很大的好转，但是毕竟还处于快速复原期，所以那些繁琐、步骤多的产后操其实并不适合此时的新妈妈。其实，一些小动作看似简单，却让身体的各个部位都得到了有效的锻炼，更适合本周新妈妈瘦身。下面这 4 个小动作非常连贯，能舒展全身筋骨，不妨尝试一下。

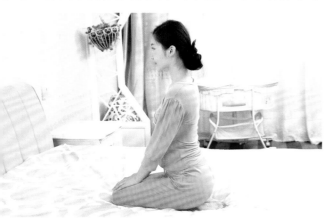

① 在床上自然取跪姿，放松身体，保持 10 秒。

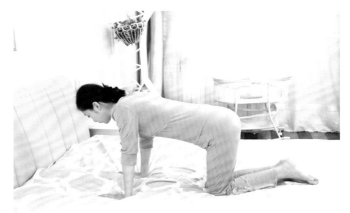

② 身体前倾，用双臂支撑床面，保持 10 秒。

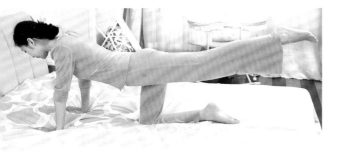

③ 伸左腿向后高抬，保持 5 秒。

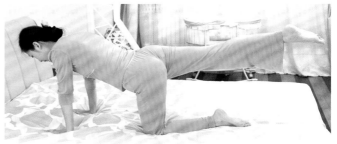

④ 换右腿进行，保持 5 秒。

产后第 3 周的瘦身计划

产后第 3 周，侧切新妈妈的伤口基本愈合，但是剖宫产新妈妈的刀口还会隐约作痛，所以剖宫产新妈妈不适宜进行全面、系统的瘦身锻炼，会阴侧切的新妈妈可以跟自然分娩的新妈妈进行同样的瘦身运动了，只是时间和强度可以适当减少。

充足睡眠，打造易瘦体质

产后第 3 周，新妈妈身体恢复得差不多了，开始更多地照顾宝宝，往往忽视了睡眠的时间和质量，这也是很多新妈妈坚持运动却不容易瘦下来的关键所在。

对于产后瘦身来说，除了瘦身运动之外，睡眠的好坏也起着很重要的作用。因为睡眠的质量直接影响着激素的分泌量，长时间、优质的睡眠质量可以让激素的分泌增加，这样就可以促进身体的新陈代谢，让脂肪快速地被分解和消耗。

所以说，睡眠对于产后瘦身和养成易瘦体质有一定的功效。因此，新妈妈要保证充足的睡眠，这样既有充沛的精力照顾宝宝，又可以养成易瘦体质，早日恢复苗条。

早晨喝水，养生又瘦身

新妈妈每天晨起后喝一杯白开水，不仅养生还能瘦身。我们在夜晚睡觉的时候，身体在排泄、呼吸的过程中消耗了体内大量的水分，在早上起床后，人的身体会处于生理性的缺水状态，所以早晨及时补充水分，对身体很有好处。

另外，早晨喝白开水可以帮助排便和排尿，将身体内的代谢物快速地清除出体内，而且还可以让皮肤变得更加光滑细腻。最重要的是，还能促进乳汁的分泌，让新妈妈瘦身哺乳两不误。

除了温开水外，新妈妈也可以选择淡蜂蜜水、温的蔬果汁，这些都能够很快地加速肠胃的蠕动功能，把新妈妈夜晚在体内积累的垃圾、毒素、代谢物排出体外，从而达到健康瘦身的作用。

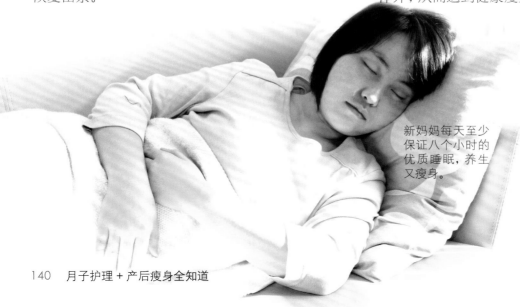

新妈妈每天至少保证八个小时的优质睡眠，养生又瘦身。

剖宫产妈妈的产后恢复操

　　虽然剖宫产新妈妈本周伤口处还会出现时有时无的疼痛，但是也可以适当做些轻松、温和的产后操，以提高关节的灵活性，加速体内血液循环，为产后瘦身做准备。

　　自然分娩的新妈妈也可以做做这套产后恢复操，不过由于自然分娩恢复较快，这套恢复操完全可以坐在椅子上进行，恢复的同时还能紧致大腿的肌肉。

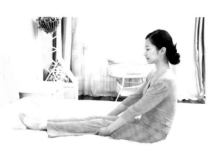

❶ 坐在床上，双腿伸直放平，脚趾向前伸展，保持 10 秒。

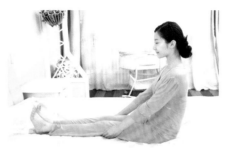

❷ 再将脚趾向上扳，然后往下推，重复 20 次。

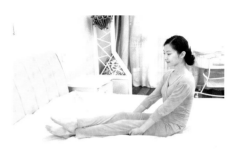

❸ 双脚同时向左移动，保持一只脚往上、一只脚往下的姿势。

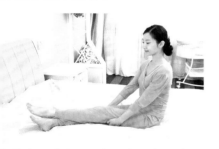

❹ 换方向进行，左右脚各重复 3 次。

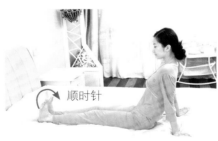

❺ 张开双脚，顺时针环绕脚踝 10 次。

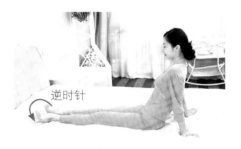

❻ 再逆时针环绕 10 次。

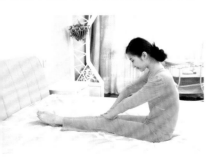

❼ 贴着床面，压紧膝盖，然后再放松，重复 5 次。

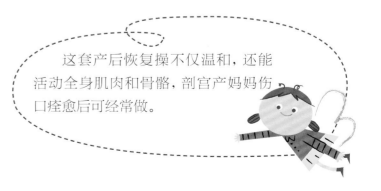

这套产后恢复操不仅温和，还能活动全身肌肉和骨骼，剖宫产妈妈伤口痊愈后可经常做。

做凯格尔练习紧阴道

凯格尔练习是一种练习耻骨、尾骨肌收缩能力的方法。首先找到耻骨、尾骨肌，耻骨、尾骨肌在双腿之间，收缩直肠与阴道时就可感觉到这两块肌肉的存在。

步骤如下：仰卧，将一个手指轻轻插入阴道，此时尽量让身体放松；主动收缩肌肉夹紧手指，在收缩肌肉时吸气，感受肌肉对手指的包裹力量；放松肌肉时呼气。反复几次，每次肌肉持续收缩 3 秒钟，然后再放松 3 秒钟。拿出手指，继续练习放松收缩肌肉，同时集中精力感受肌肉的收缩与放松。

应注意，进行凯格尔练习至少要持续 6 周。

弯腰时不可用力过猛

新妈妈在拿取物品时，注意动作不要过猛。取或拿东西时要靠近物体，避免姿势不当拉伤腰肌。避免提过重或举过高的物体。腰部不适时举起宝宝或举其他东西时，尽量利用手臂和腿的力量，腰部少用力。新妈妈弯腰捡物品时，可一脚在前，一脚在后，两腿向下蹲，前脚全着地，小腿基本垂直于地面，后脚脚跟提起，脚尖着地。双腿微微分开保持重心稳定，用后腿支撑身体，就可减少腰部用力。

利用运动纠正不良姿势

新妈妈因为生理上的改变而易产生不良的姿势，如身体重心前移、颈椎前凸、肩胛骨前拉、骨盆前倾、重心移至脚跟等，而产后又因抱宝宝使重心前移依旧，所以易引发产后颈肩、后背、骨盆及脚跟痛。这些症状除了药物及物理治疗外，根本解决之道是利用运动来矫正不良姿势，并在日常生活中尽量避免过度弯腰，以减少产后腰酸背痛的发生。

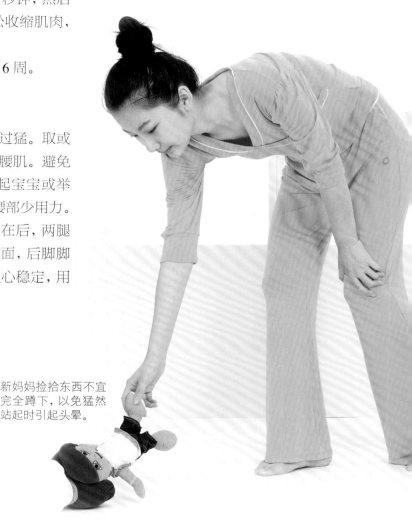

新妈妈捡拾东西不宜完全蹲下，以免猛然站起时引起头晕。

借助健身球矫正骨盆

分娩之后，新妈妈会分泌出一种特殊的激素，这种激素会使骨盆变宽。有的新妈妈即使体重减轻了，臀部看起来还会很宽很大。因此新妈妈在瘦身的同时还需矫正骨盆。下面这套健身操就是利用健身球，收缩骨盆，以达到瘦臀、平腹的减肥效果，还能使臀部肌肉紧实，帮助子宫和阴道复原。

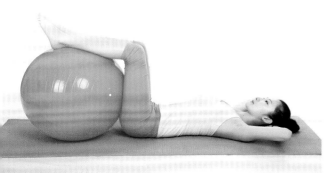
① 仰卧，双腿放在健身球上面做腹式呼吸。

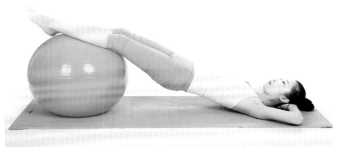
② 吸气的同时臀部抬起，保持 5 秒，放松。

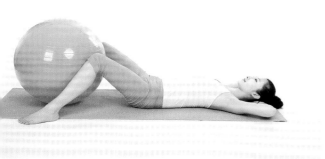
③ 用两个膝盖夹紧健身球，同时收缩肛门，反复进行
0 次。

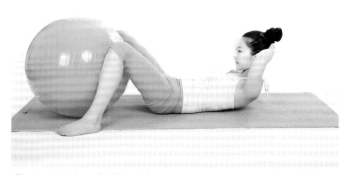
④ 上身抬起，保持 5 秒。

产后第 4 周的瘦身计划

到了第 4 周，很多新妈妈都会感觉身体较前三周有很明显的变化，变得轻快、舒畅了。腹部明显收缩了很多，会阴侧切和剖宫产的新妈妈也不再出现伤口的疼痛，此时，正是顺应身体的状况，进行产后运动和瘦身的好时候。

可适当增加运动量

经过了将近一个月的身体恢复，大部分新妈妈的身体己基本复原，在医生允许的情况下可以适当增加运动量，但同样以不感到疲劳为前提。如果新妈妈贸然增加运动量，不仅会前功尽弃，还会对身体造成伤害。新妈妈尤其要注意，一定要避免那些高强度的动作，毕竟身体还没有完全恢复。

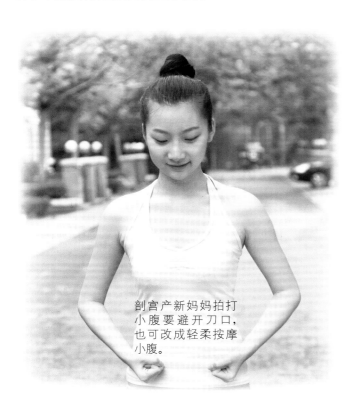

剖宫产新妈妈拍打小腹要避开刀口，也可改成轻柔按摩小腹。

边散步边瘦身

产后第 4 周，全身各部位几乎完全恢复正常，新妈妈的心情也会变得轻松些。天气晴朗的时候，可以带着宝宝走出房间，呼吸一下室外的新鲜空气。空闲的时候，也可以自己出去就近散散步，对健康大有好处，也有利于让自己尽快调整到怀孕前的生活。下面就教新妈妈两个边散步边瘦身的小妙招。

妙招一：边散步边收紧腹部

脂肪和肌肉细胞都有记忆功能，经常使之保持在某种状态，它们就会记住并自然表现这种状态。既然如此，我们可以在走路、站立时都稍稍收紧腹部。不但腹部会趋于平坦，走姿站姿也会优雅许多。

妙招二：边散步边拍打小腹

边散步边拍小腹可是减腹的好办法，这可以有效激活腹部脂肪，加速其分解和消耗。

具体方法：将双手攥成空心拳，轮流叩击小腹左右，可按一定节奏拍打，这可使热量较单纯散步多消耗一两倍。如此一来，软软鼓鼓的小肚子当然会日渐"萎缩"。

胸部健美操

胸部健美操，摆脱乳房下垂

怀孕期间由于雌激素的作用，促使乳腺生长，乳房内的血管也变得较为粗大，不仅向前推高，同时也向两腋扩大。但是分娩后，乳房虽然有一定的自我复原的能力，但其支撑乳房的韧带和皮肤因为长时间的拉扯很难一下复原，再加上新妈妈哺乳期不注意乳房的保护，致使乳房不再挺拔，松弛下垂。此时，新妈妈可以利用胸部健美操来让乳房恢复往昔的美丽和挺拔。

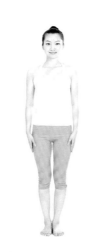

❶ 站立，双脚并拢，双手自然放于体侧，保持 10 秒。

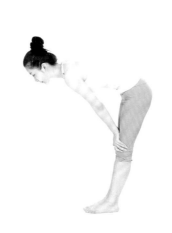

❷ 向前弯腰，双手放在膝上，上身尽量向前，背部保持挺直并收缩腹部，保持 15 秒。

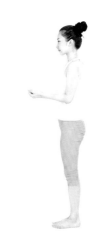

❸ 双手握拳，贴紧身体，屈双臂成 90°，并尽量提高，保持 10 秒。

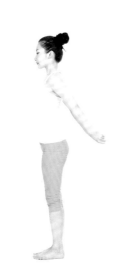

❹ 双臂伸直，用力向后伸展，保持 15 秒。

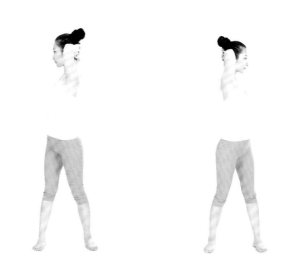

❺ 双脚分开，两手抱住后脑勺，身体向左右各转 90°，重复 20 次。

随时进行的锻炼方式

快出月子了，家人对新妈妈和宝宝的照顾可能不像之前那么无微不至，需要新妈妈更加独立了。有的新妈妈就觉得时间很紧张，整天忙忙碌碌的，哪有时间瘦身啊！其实，产后不一定要专门拿出完整的一段时间来锻炼，生活当中随时随地都可以进行锻炼。比如洗衣或做饭时，不要只是站着，可以做提肛运动。打电话时，用脚尖站立，使腿部和臀部的肌肉绷紧。因为产后忙于换尿片及抱宝宝，总是弯腰，所以有机会要深呼吸，伸直背，挺直腰杆。平时乘坐电梯时，尽量贴墙而立，将头、背、臀、脚跟贴紧墙壁伸直，这样做都可以使你的身材保持挺拔。

经常做做颈部运动

颈部运动可锻炼颈部肌肉，避免新妈妈哺乳引起颈部酸痛。方法如下：仰卧，两手放于脑后，肩着地，颈部向右转，向远处看，然后转向另一侧。

双臂运动防肩痛

新妈妈总是抱宝宝，双臂和肩部常常觉得酸痛此时可以做做双臂运动，可促进血液流通，解除肩膀疲劳，缓解胳膊肿痛。

具体方法如下：平躺于床上，双臂自然张开，双肩成一直线，掌心向上。双臂向上抬，在胸前正上方合拢，两手掌用力合起。注意不可屈肘。每天两三次每次5~10分钟。

不要忽视腰肌的锻炼

很多新妈妈出月子后会落下腰痛的毛病，这都是月子期间不注意对腰部的保护造成的。其实，除了注意腰部保暖，不提重物之外，新妈妈可以在每天起床后做两三分钟的腰部运动，也可以多散步，能防止和减轻腰痛。

如果月子期就感到腰部不适，可用按摩、热敷洗热水澡的方式促进血液循环，改善腰部不适感。也可以在医生的指导下做加强腰肌和腹肌的运动，增强腰椎的稳定性。

颈部运动应在地板或较硬的床上练习，否则起不到锻炼效果。

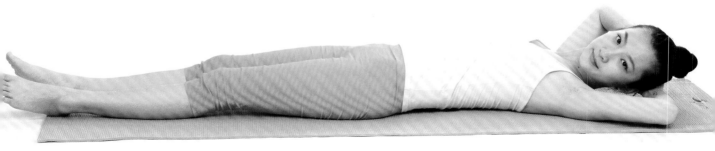

盆底运动促恢复

产后第 4 周，子宫大体复原，新妈妈此时应该坚持做些产褥体操，以促进子宫、腹肌、阴道、盆底肌的恢复。下面这套运动有利于增强盆底肌，帮助盆底组织的恢复，可每天做 4~6 次。骨盆一旦恢复得很好，新妈妈腰腹部就会显得纤细，重获性感的腰部曲线。

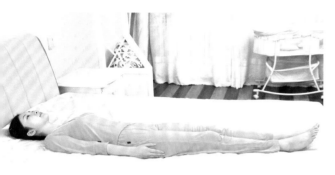

① 仰卧，双腿、双手自然平放，匀速呼吸，保持 15 秒。

② 双膝弯曲，张开与肩同宽，保持 15 秒。

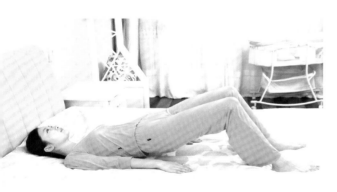

③ 用力将臀部抬离床面，并紧缩肛门，保持 10 秒。

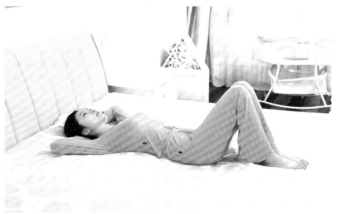

④ 放下臀部，双手放于脑后，放松，调整呼吸。

产后第 5 周的瘦身计划

到第 5 周的时候，新妈妈身体进一步复原，可以继续坚持上周的瘦身计划，也可以根据满月后身体的情况，做些中等强度的运动。

避免高强度动作

进入本周，很多新妈妈都以为自己已经出月子了，其实不然，新妈妈自宝宝出生，胎盘娩出到全身器官（除乳腺）恢复至正常状态，大约需要 6 周左右，这 42 天称为产褥期，也就是我们通常所说的坐月子，所以本周新妈妈的运动和瘦身仍旧不能掉以轻心。可重复前几周的瘦身运动，根据身体的恢复程度，适当增加运动时间和次数，但是千万不可做高强度动作，避免对身体造成损伤。

边听音乐边锻炼

有的新妈妈觉得产后锻炼很枯燥，那不妨在运动的时候播放轻柔的音乐，随着音乐的节奏，新妈妈再活动筋骨，不仅有助于全身放松，还能预防和缓解新妈妈的产后抑郁。

产后运动的三宜三忌

除了前面提到的产后运动前的准备外，新妈妈还应该了解产后运动的一些宜忌，便于更好地运动和瘦身。

宜与体力恢复同步，不要过于疲劳。运动前宜做准备运动，运动后宜做放松运动。宜听取医生的建议，进行适合自己的运动。

忌饭后马上做运动，应至少饭后 1 小时再做。有些动作忌做，尤其是剖宫产和会阴侧切的新妈妈，万不可强行做运动。忌疼痛，新妈妈运动时若发现哪里有疼痛，必须马上停止，再与医生详细了解原因，如果是因为某项运动引起的疼痛，需立即停止，不要强迫自己。

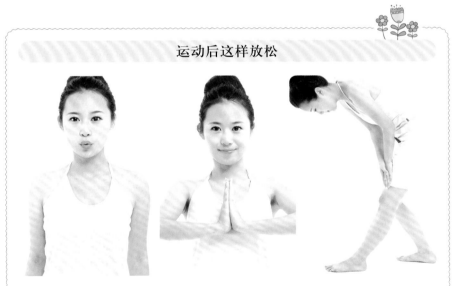

运动后这样放松

运动后要调整呼吸，调匀气息。

双手合并放在胸前，放松身体。

轻拍胳膊和双腿，防止肌肉酸痛。

适当做些简单的家务

本周，大部分顺产新妈妈的身体已经恢复，剖宫产妈妈也已基本恢复正常，新妈妈不能因为身体已有一定恢复就开始进行繁重的劳动。应避免长时间站着或集中料理家务，因为此时身体还是相对虚弱的。可以做一些简单的家务，比如做饭、用洗衣机洗衣服、给宝宝洗澡等。这些简单的家务能让新妈妈的产后生活丰富起来，不觉乏味，还能起到锻炼的效果。

产后防止胸部下垂

在哺乳期要避免体重增加过多，因为肥胖也可以促使乳房下垂。哺乳期的乳房呵护对防止乳房下垂特别重要，由于新妈妈在哺乳期乳腺内充满乳汁，重量明显增大，更容易加重下垂的程度。在这一关键时期，一定要讲究戴文胸，同时要注意乳房卫生，防止发生感染。停止哺乳后更要注意乳房呵护，以防乳房突然变小使下垂加重。

为恢复乳房弹性，防止胸部下垂，新妈妈可以做做下面这个动作，能帮助维持胸部肌肉的坚实：

平躺，手平放身体两侧，将两手向前直举，双臂向左右伸直平放，然后上举至两掌相遇，再将双臂身后伸直平放，再回到前胸后再回原位，重复5~10次。

交替蹬腿减赘肉

双腿运动可促进血液流通，缓解腿部疲劳，清除腿部赘肉，能让腿重新变修长。

方法1：平躺于床上，双腿、双臂自然伸直。双腿同时向上慢慢抬起，再放下，不可过于向上用力抬起。每天2次，每次2分钟。

方法2：平躺于床上，交替举起左右腿，使腿与身体呈直角，然后再放下。重复10次左右。

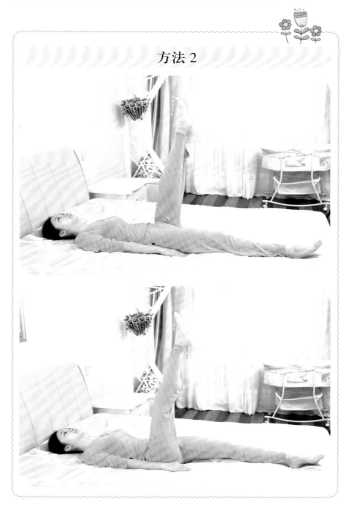

方法 2

满月后的瘦身恢复运动

　　分娩一个月后，新妈妈的身体复原得差不多了，这时可以做几种中等强度的运动，不仅能促进新妈妈产后身体恢复，还能重塑形体，强健体魄。

瘦腰运动

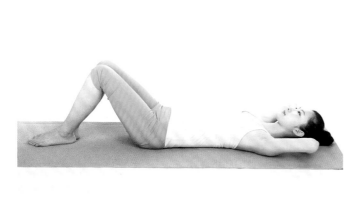

❶ 仰卧，屈膝，两手托后脑。

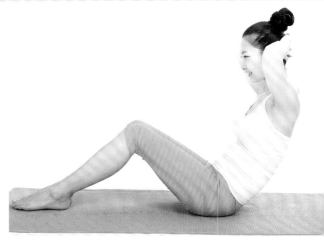

❷ 慢慢抬起上身。

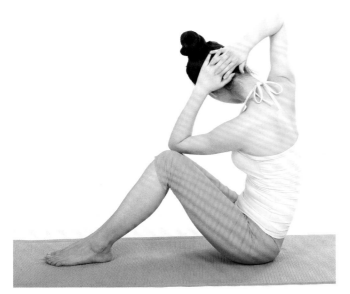

❸ 左肘与右膝接触后恢复原来的姿势。

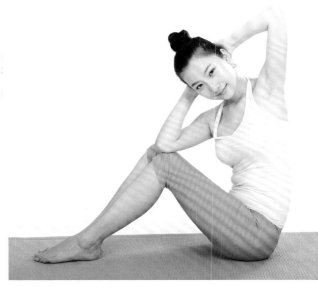

❹ 右肘与左膝接触，交替进行 10 次。

瘦腿运动

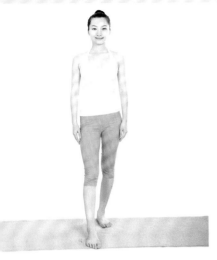
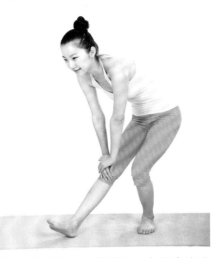
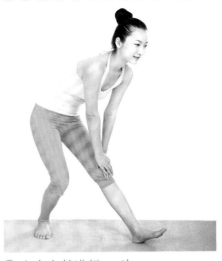

❶ 两脚前后分开站立，右脚在前，左脚在后。

❷ 左膝弯曲，右腿绷直，右脚尖向上翘，双手按住右膝，拉伸右腿后侧。

❸ 左右交替进行 10 次。

减腹运动

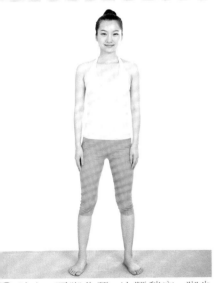
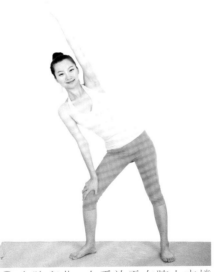
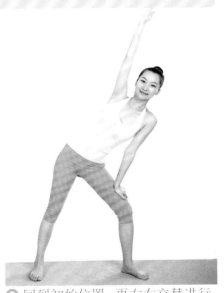

❶ 站立，两脚分开，比腰稍宽，脚尖朝外。

❷ 右膝弯曲，右手放于右膝上支撑上半身，左手向上伸展，拉伸侧腹，保持 15 秒。

❸ 回到初始位置，再左右交替进行，各做 5 次。

产后第6周以后的瘦身计划

到了本周，大部分新妈妈除了感觉乳房时而胀痛外（那是要给宝宝哺乳了），身体其余部位已跟孕前别无区别。本周是产后瘦身的最好时机，新妈妈一定要把握好这个时机，早日恢复以往的曼妙身姿。

抓住瘦身的黄金期

本周之前的产后运动严格意义上并不是以瘦身为主，而是以恢复、矫正为主，从而为瘦身做好准备，其实，产后第6周才是正式开始瘦身运动的最佳时期，这个最佳时期将一直延续到产后半年，这段时间是新妈妈能否瘦身成功的关键。因为在这段时间里，新妈妈身体基本恢复到孕前状态了，而且身体上由于生产而积聚的脂肪还不稳定，如果能够抓住这个时机进行减肥，很快就可以将不稳定的脂肪甩掉，轻松地摆脱未成形的脂肪。

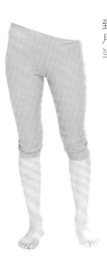

到了产后三四个月，孕妈妈可以适当加大运动强度。

产后半年内的瘦身方案

到底怎样抓住产后半年的最佳减肥期呢？相信这是很多新妈妈的疑问，下面我们就给广大新妈妈介绍一下究竟该如何抓住产后半年内的最佳减肥期。

产后2个月循序渐进减重

产后2个月的新妈妈身体得到恢复后，即使母乳喂养也可以开始循序渐进地减重了，可以适当加大运动量，并采取适当减少饮食的量、提高食物的质来调整和改善饮食结构。不过进行母乳喂养的新妈妈，还是要注意保证营养摄取，只要不大量食用高热量、高脂肪的食物就可以了。

产后4个月可以加大减肥力度

非哺乳新妈妈在产后满4个月后就可以像产前一样减肥了，不过对于仍然进行母乳喂养的新妈妈来说，还是要坚持产后2个月以后的减肥原则，即适量减少食量和适度增加运动。

产后6个月必须进行减重

无论哺乳新妈妈还是非哺乳新妈妈，在产后满个月后都应该进行减重了，否则脂肪一旦真正形成以后减肥会非常难。新妈妈可采取有效的运动瘦身方式，比如游泳、产后瑜伽等。

哺乳仍是减肥的最佳方式

虽然说从本周开始，新妈妈可以通过适当运动和适当控制食量的方式减轻体重。不过，产后减肥的最好方式仍然是母乳喂养。母乳喂养会消耗一定热量，可以说是最健康而且还有利于母子的减肥方式，所以新妈妈为了自己和宝宝，继续享受美妙的哺乳时光吧！

30 岁以上的新妈妈不可忽视产后瘦身

一般来说，女性在 30 岁以后就开始进入了体重增加期，由于身体激素的变化，本身就容易堆积脂肪，导致体重增加，身材走形。如果女性在 30 岁以上再怀孕、分娩，那么怀孕时增加的体重和产后的滋补让新妈妈的体型恢复起来非常难。因此，年龄稍偏大的新妈妈更不能忽视产后瘦身。其实，新妈妈只要有足够的耐心和决心，掌握产后瘦身的黄金期和科学的瘦身方法，也能恢复到孕前的身材，甚至比之前的身材更好。

产后 6 个月效果不好不要急

产后 6 个月是新妈妈减肥的黄金期，因为这期间新妈妈的新陈代谢率仍然很高，而生活习惯也尚未定型，因此减肥的效果会较好。不过，未能在产后 6 个月瘦身完毕的新妈妈也不必担心，即便超过这个时间，只要掌握摄取营养的技巧，并适度运动，坚持下去，也能逐渐恢复原有的身材。

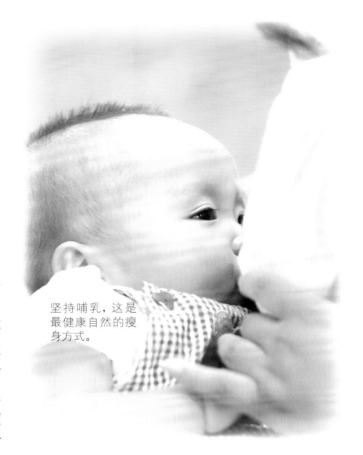

坚持哺乳，这是最健康自然的瘦身方式。

穴位按摩，懒妈妈的瘦身法

有的新妈妈平时就不爱运动，产后更是不愿意运动了。那么，不妨试试穴位按摩瘦身法。中医认为，人体有十二经络和 300 多个穴位，通过疏通人体经络，打通人体经脉，刺激人体相关穴位，将体内多余脂肪从脂肪库里游离出来，经分解、消耗，通过大小便、汗腺排出体外，从而达到排除毒素、塑型瘦身的效果。

新妈妈可以在产后空闲的时间有意识地按摩相关穴位，轻松瘦身。

怎样正确找到穴位

穴位按摩瘦身，首先就要找对、找准相关的穴位。可是很多新妈妈觉得找穴位很难，其实只要掌握方法和要领，就能轻松找准穴位。首先新妈妈要静下心来，按照穴位所示位置按下去，如果有酸酸麻麻的感觉或者能感觉到有个小小的凹洞，那就表明找对了穴位，反之则没有找对。

神奇的瘦腰腹穴位按摩法

腰腹部是产后新妈妈脂肪堆积的重点部位，新妈妈试试下面这个瘦腰腹的穴位按摩法，坚持下去，你会发现腰腹竟然神奇地瘦了呢！

每天上午 9~11 点之间，分别按揉肚子上的中脘、滑肉门、天枢、带脉、关元 5 个穴位，再配合按手部的合谷。因为这段时间是脾经气血最多、消化最旺盛的时候。也可以在晚上 9~11 点的时候按摩，这时气血流通和毒素及脂肪的代谢加速，按揉这几个穴位，效果也非常好。每个穴位按揉 3~5 分钟。

其中，中脘和关元是单个的穴位，天枢和合谷都是成对的穴位。

穴位按揉完毕以后，及时喝一杯白开水，并轻轻扭动腰身 10 分钟，加速脂肪的代谢。

瘦腰腹穴位按摩法

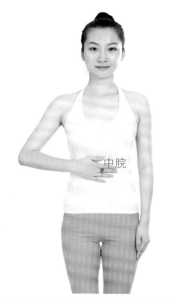

中脘：位于胸窝口与肚脐的中间位置。

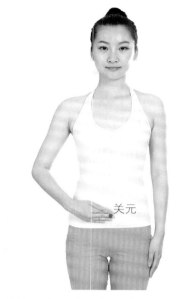

关元：肚脐正下方三寸，约四指头拢的宽度。

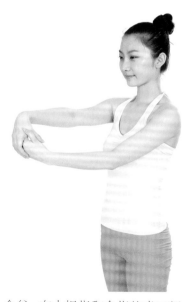

合谷：在大拇指和食指的虎口间。

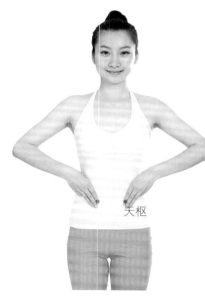

天枢：位于肚脐两侧两寸，约三指宽处。

养生又保健的产后穴位减肥法

穴位按摩瘦身不仅简单有效，更重要的是还可以起到养生保健的效果，这对产后新妈妈来说非常适宜，动作既温和又能对身体的调养和恢复大有裨益，新妈妈们，赶快来练习吧。

旋揉肚脐周围

一手四指并拢，利用四指指腹稍微用力压，沿着肚脐周边朝一个方向旋转着左右各揉5分钟，可以让新妈妈的腹部暖暖的，加速身体代谢，同时也可以消耗腹部脂肪。

足三里穴位按摩减肥

足三里穴位于膝盖外侧下方一横指处，用指腹反复按揉此穴50次，可以调理脾胃、补中益气、祛风化湿、通经活络，调节机体免疫力、增强抗病能力，还能起到瘦臀、瘦大小腿的功效。

三阴交穴位按摩减肥

三阴交位于内脚踝向上三横指宽的位置。常揉此穴对肝、脾、肾有保健作用，还能消除腿部浮肿，使腿部线条更匀称、美观。

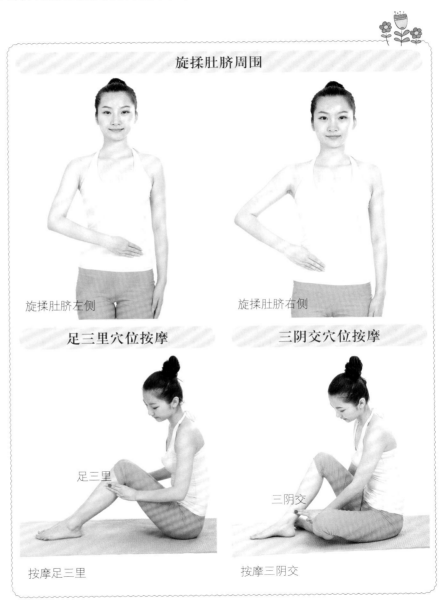

旋揉肚脐周围

旋揉肚脐左侧

旋揉肚脐右侧

足三里穴位按摩

足三里

按摩足三里

三阴交穴位按摩

三阴交

按摩三阴交

产后瑜伽，好处多多

定期适度的瑜伽训练能够帮助新妈妈消除分娩产生的生理、心理问题，比如形体恢复、失眠、体内激素失衡引起的情绪变化和照顾新生儿所面临的挑战等。一般来说，产后 42 天新妈妈就可以适当做一些专门的产后瑜伽了，等到产后三个月，就可以进行一般的瘦身瑜伽了。

恢复体型

产后瑜伽可以改善血液循环，恢复皮肤张力及减少脂肪囤积，进而达到瘦身目标。

改善不良姿势

怀孕时，因为生理上的改变极易产生不良姿势，如身体重心前移、颈椎前凸、骨盆前倾等，而产后瑜伽可以帮助新妈妈恢复正确的姿势，让新妈妈身材更加挺拔。

重建腹部及骨盆底肌肉张力

分娩后，腹部肌肉组织松弛，产后瑜伽训练可以加强恢复、强健腹部及骨盆肌肉，以增强骨盆内器官的支撑力量。

预防和缓解产后抑郁

适当做瑜伽，调整呼吸，让自己静下心来，可以帮助新妈妈远离产后抑郁的困扰。

不过，产后瑜伽的动作以自己能够承受为限度，没有绝对的标准，新妈妈练习时不应强求，最好事先征询医生的建议和专业瑜伽老师的指导。

虎式瑜伽，翘臀又瘦腿

虎式瑜伽是产后新妈妈较适宜练习的一种瑜伽方式，不仅能使脊柱更灵活，缓解腰背部酸痛感，还能强壮脊柱神经和坐骨神经，减少髋部和大腿的脂肪，同时可以塑造臀部和背部线条，更重要的是，对新妈妈生殖器官的恢复极有益处，是产后新妈妈恢复身材的极好练习。

做虎式瑜伽时，要注意动作不宜太快，吸气时伸直的腿部切勿在身体后摆动，做动作的中途不可换气，如果新妈妈气息不足，可根据呼吸频率加快动作速度或者适当降低动作强度，有严重腰部、背部疾病的新妈妈最好不要做这套动作。

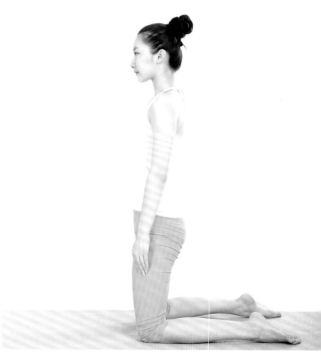

❶ 双膝跪地与肩同宽，小腿和脚背尽量贴在地面上，大腿与小腿成 90°。

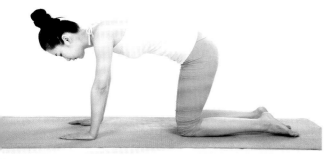

❶ 俯身向前，手掌着地，指尖向前，手臂垂直地面，脊椎与地面平行。

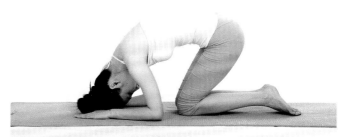

❸ 吸气，脊椎下沉，形成一条向下的弧线。

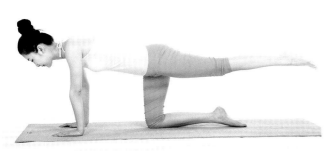

❹ 抬腿，在身体后侧笔直伸展，不可摆向侧面。

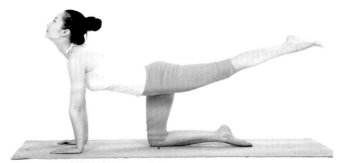

❺ 同时抬头，抬高下巴，伸展颈部。

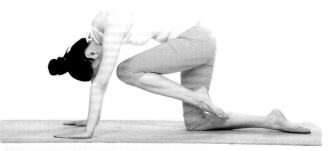

❻ 呼气，腿收回，膝盖向头部靠近，抬起脊椎成拱形。

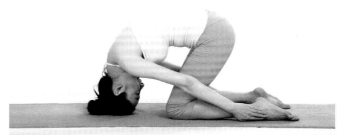

❼ 同时低头，收回下颌，膝盖尽量靠近下颌。

局部瘦身计划

新妈妈由于体质和坐月子方式的不同，分娩后肥胖的部位也不尽相同，所以新妈妈在按照身体的情况进行产后恢复瘦身的同时，也可以重点锻炼一下那些特别肥胖的部位，重现曼妙曲线，使身姿更加美丽动人。

怎么瘦手臂

新妈妈分娩后，由于营养过剩，很少运动，导致产后体重增加很多，再加上长时间抱宝宝，容易肩颈僵硬、胸部内缩，手臂粗壮不少，严重影响了身材。赶紧练习手臂减肥操和手臂伸展操吧，每天练习几分钟，坚持下去，你就会发现手肘不再那么酸痛了，粗粗的手臂竟然还变纤细了许多。

手臂减肥操

做动作时，你会感觉腋下及手臂外上侧的肌肉绷得紧紧的，这是动作见效的结果。每天这样练习不少于 2 次，2 个月后腋下的赘肉就会大有改善，软软的手臂外侧也会变紧实。

此外，这个动作还有活动肩关节的作用，能增进血液循环，使肩部更加灵活，手臂线条更加优美。

手臂减肥操

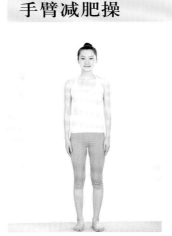 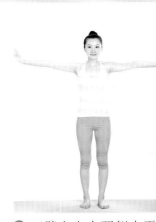

❶ 站立姿势，双脚分开半个肩宽，双臂放松，垂于体侧。

❷ 双臂向左右两侧水平举起，双掌竖起，掌心向外。

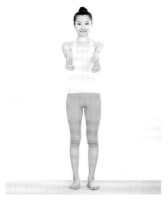 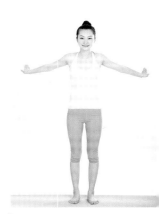

❸ 整条手臂往前画圆 30 次。

❹ 手臂还原，再往后画圆 30 次。

手臂伸展操

手臂伸展操能让手臂、颈肩、背部的肌肉得到舒展、放松，身体不再紧绷、肌肉不再僵硬，还能补充骨骼关节血液及养分，促进关节健康，保持关节软骨的正常活性，预防骨骼老化。新妈妈在每天喂奶、抱宝宝、换尿布、帮宝宝拍背打嗝之后，就可以练习一下。

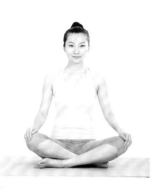 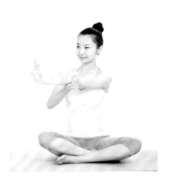 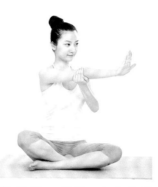 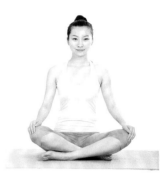

❶ 坐在地板上，肩膀放轻松，腰背挺直，眼睛直视前方。

❷ 左手尽量往身体右前方伸展，右手轻压左手手肘位置，保持 10 秒。

❸ 换另一侧做，左右各重复 5 次。

❹ 回到初始位置。

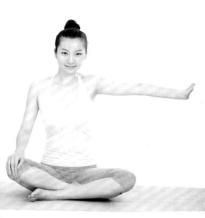 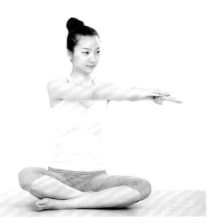 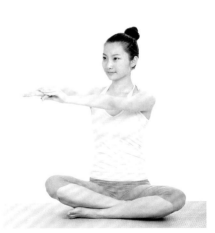

❺ 左手臂内侧朝上，左手手心朝外。

❻ 右手轻握着左手手指位置，并往身体方向轻拉，感觉整个手臂肌肉都被拉开。

❼ 换右手臂进行。

怎么健美胸部

怀孕时，女性的乳房是最丰满的，但是等生产完后，由于雌激素量减低，加上哺乳，所以脂肪及乳腺组织会快速减少，已被撑大的乳房表皮自然就松垮了下来，没有了以前的紧致饱满，再加上有些新妈妈为方便哺乳，不戴文胸，不注意乳房按摩，导致胸部下垂，让新妈妈失去了自信。其实，新妈妈在生活上多加注意，再配合美胸运动，完全能防止胸部下垂，让胸部恢复以前的姣好与挺拔。

正确哺乳，哺乳时间不宜太长

新妈妈哺乳时间不宜太长，尤其不要让宝宝含着乳头止哭、入睡，因为过长时间的空吮或吸较低浓度的乳汁，易造成乳房松弛，也不利于宝宝的营养摄入。

睡姿正确，不要长时间侧卧睡觉

新妈妈睡姿要正确，尽量不要长期向一个方向侧卧，这样不仅易挤压乳房，也容易引起双侧乳房发育不平衡。强力挤压乳房，还会使乳房内部软组织易受到挫伤，使内部引起增生，使上耸的双乳下垂。

正确洗浴，不要刺激乳房

新妈妈洗浴忌用过冷或过热的浴水刺激乳房。乳房周围微血管密布，受过热或过冷的浴水刺激是极为不利的，会使乳房软组织松弛造成胸部下垂，还会引起皮肤干燥。

坚持做美胸瑜伽

这套瑜伽动作不仅能给胸部一个向上的牵引力，有效提升胸部，防止下垂，还能锻炼手臂和双腿肌肉，美化腿部、臀部线条。美胸瑜伽可每天做 2 次，每次三四分钟。整个动作中都要保持背部挺直，双膝触地才能取得最佳的练习效果。

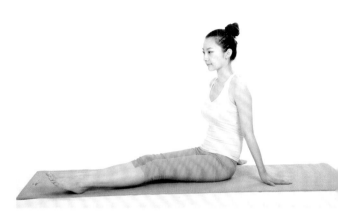

❶ 坐姿，双腿向前伸直，腰背保持挺直，双手放在臀部两侧的地面上，头部放松，保持微笑。

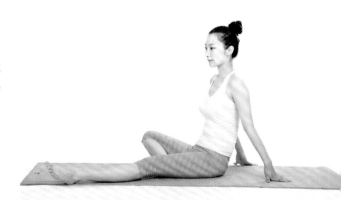

❷ 弯曲右腿，将右脚放在左大腿根部，保持 10 秒。

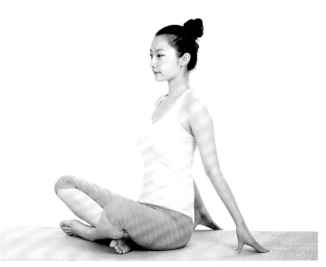

弯曲左腿，将左脚放在右大腿根部，保持 10 秒。

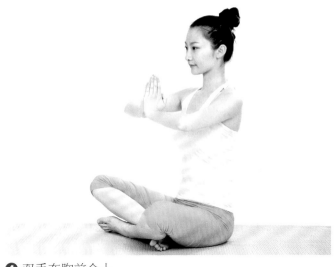

❹ 双手在胸前合十。

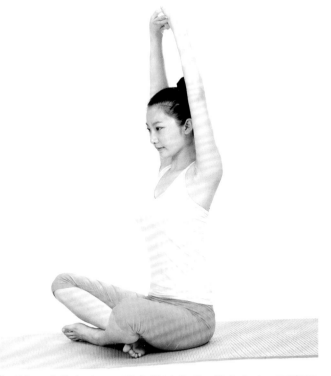

吸气，十指相交，双臂高举过头顶，掌心向上，双臂不要弯曲，上半身保持挺直，保持 15 秒。

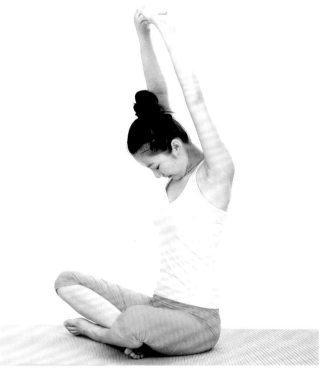

❻ 呼气，低头，下巴触碰锁骨，背部挺直，保持这个姿势 15 秒，恢复初始坐姿。

怎么瘦肚子

分娩后，新妈妈的腹部是最容易堆积脂肪的部位，其实，减腹部的赘肉并不是很难，新妈妈平时多运动，保持科学的饮食和睡眠，坚持一段时间，就会看到明显的效果。下面我们就给新妈妈介绍几种快速瘦腹的妙招，新妈妈可以根据自己的身体状况，有选择地练习一下。

腹式呼吸

腹式呼吸，就是吸气时腹部鼓起，呼气时腹部缩紧，就仿佛是腹部在吸进呼出空气似的。随时随地都使用这种呼吸法，坚持1个月，原来那气鼓鼓的小腹就会"消气"不少。

散步

新妈妈们吃完晚饭后别只顾着坐，饭后散步不仅能让你快速复原，对瘦身也非常有帮助。正确的散步方法应当是挺胸抬头，迈大步，每分钟大致走60~80米，每天步行半小时至1小时，强度因体质而异，一般以微微出汗为宜。只要坚持3周就可见到明显的瘦腹效果。

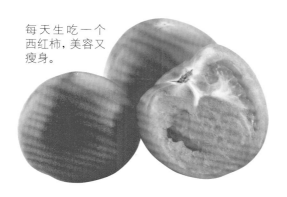

每天生吃一个西红柿，美容又瘦身。

腹部按摩

肚脐是个神奇的地方，汇集了全身6条阴经，分布其周围的穴位密密麻麻。洗完澡后在肚脐周围画圈按摩，或者上下轻轻揉动肚皮，都能有助产后瘦腹。由于生完宝宝，按摩的力度要掌握好，不能太用力。坚持按摩，不但减腹效果明显，对健康也大有好处。

充足的睡眠时间

睡眠不足容易引起毒素囤积，可能从乳汁中排出，对宝宝相当有害，此外，毒素的囤积还会影响脂肪的代谢，使减肥受阻。

均衡饮食

即便是母乳喂养的新妈妈，产后饮食也要讲究均衡，不能只吃高脂肪、高蛋白的食物，以免造成营养过剩，体重迅速上升，不利于自身的健康。

巧吃西红柿助瘦腹

西红柿，是"瘦腹"食品中当之无愧的冠军。它所富含的膳食纤维，可以吸附肠道内的多余脂肪，将油脂和毒素排出体外。西红柿中的番茄红素属于一种天然色素，是类胡萝卜素家族的一员，可以降低热量摄取，减少脂肪积累，并补充多种维生素，保持身体均衡营养。饭前吃一个西红柿，可以阻止脂肪被肠道吸收，让你再也没有小肚腩的烦恼。

简易瘦腹操

腹部是人体皮下脂肪贮藏量最大的地方，稍不注意就容易大腹便便，臃肿难看，这套居家简易骨盆操，通过轮流活动双脚，在改善骨盆前后移位状况的同时，有效刺激腹直肌，收紧小腹，使小腹变得平坦、结实、性感。

简易瘦腹操

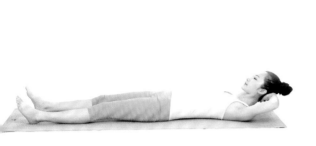

❶ 仰卧，双脚张开，与肩同宽，两手轻轻抱住后脑勺，将头自然抬起。

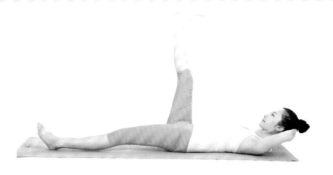

❷ 将一只脚慢慢抬高，脚踝弯曲，与腿部呈 90° 角，脚尖朝外侧打开约 45°。

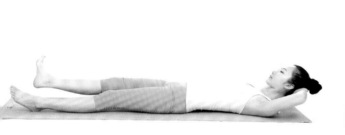

❸ 将抬高的那只脚慢慢放下，脚后跟与地面保持 10 厘米的距离。

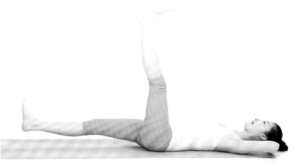

❹ 另一只脚慢慢抬起，保持 10 秒钟。

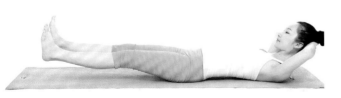

❺ 再缓慢放下，脚后跟也与地面保持 10 厘米的距离。

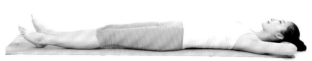

❻ 将抬起的头放落地面，两脚后跟慢慢回落地面，结束动作。

怎么瘦腰

新妈妈月子期间，正处于身体最虚弱状态的恢复期，不建议专门进行瘦腰腹尝试。产后大约 6 周后，可以根据自身的情况来酌情考虑瘦腰腹计划，产后 6 个月可以加大瘦腰腹力度，可适度增加运动。下面的坐立扭腰式瑜伽，就是一个适合新妈妈的瘦腰腹运动，能够增强脊椎的灵活性，收细腰围。

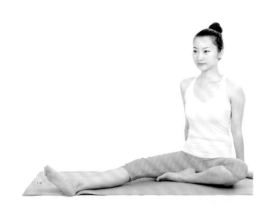

❶ 双腿向前伸直坐在地板或垫子上，弯曲左腿，左脚跟靠近会阴部位。

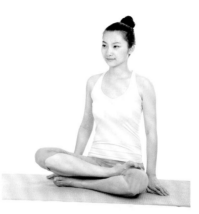

❷ 弯曲右腿，把右脚放在左大腿上。

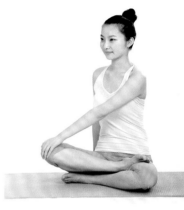

❸ 右手放在脊椎根部的地板上，左手放到右膝上。

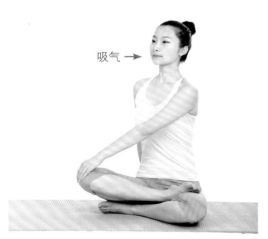

吸气 →

❹ 吸气，抬升胸骨。

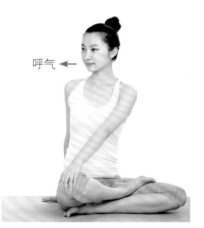

呼气 ←

❺ 呼气，左手拉住右膝靠近身体，身体向右扭转，右肩向后运动，左肩尽量向前。

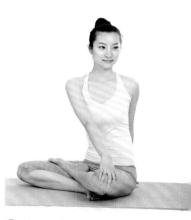

❻ 放松，并换侧进行。

怎么瘦臀部

　　产后新妈妈可以选择瑜伽来塑造臀部的形状，下面这套动作对臀形的重塑有很大的帮助。可以紧缩臀部，使脂肪分布均匀，肌肉变得弹性富有张力，快速有效防止和缓解臀部下垂和松弛，令美臀变得圆翘。

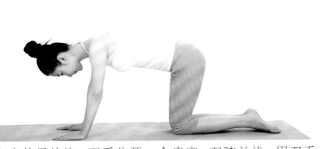

❶ 身体呈俯姿，双手分开一个肩宽，双膝并拢，用双手和双膝支撑地面，上半身与地面平行，头部朝下。

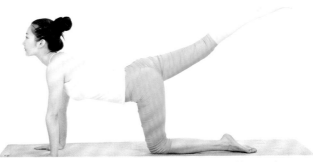

❷ 抬高右腿，绷直，同时抬头向前看，保持 10 秒。

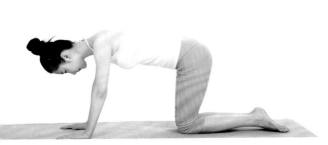

❸ 呼气，回到初始姿势。

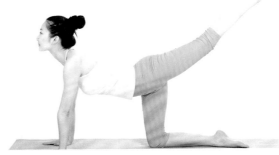

❹ 换另一侧腿做相同动作，左右各重复 10 次。

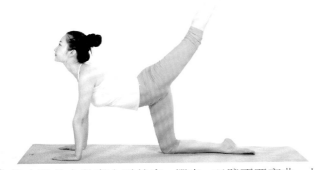

❺ 将左腿最大限度向后抬高，绷直，双臂不要弯曲，上半身与地面平行，保持这个姿势 5 秒。

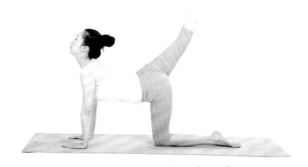

❻ 换腿重复这个动作，左右腿各重复 5 次。

怎么瘦大腿

处于月子期的新妈妈由于长时间不运动，腿部的脂肪增加在所难免，尤其是大腿的脂肪，会增长得分外明显，让新妈妈无所适从，其实，产后变粗壮的大腿完全可以通过饮食和进行简单的小动作及美腿操来变纤细，新妈妈赶紧跟着下面的方法试试吧。

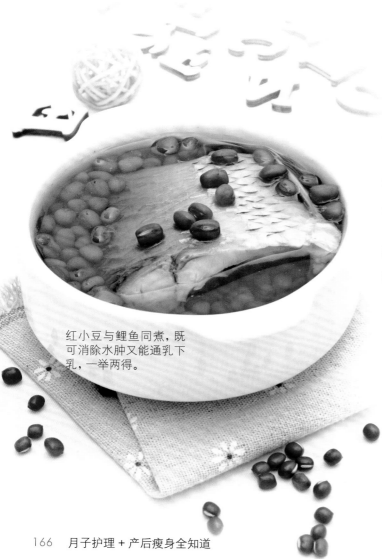

红小豆与鲤鱼同煮，既可消除水肿又能通乳下乳，一举两得。

吃对食物瘦大腿

下面这些食物既能帮新妈妈瘦大腿，又是调养体、促进产后恢复的佳品，一举两得。

香蕉：含有丰富的钾，脂肪与钠却低得很，是典型的瘦腿食物，还能防止新妈妈便秘。

苹果：含钙量比一般水果丰富得多，有助于代掉体内多余的盐分，"苹果酸"可代谢热量，防止下身肥胖。

红小豆：其中的"石碱酸"成分可增加肠胃蠕动促进排尿，消除心脏或肾脏病所引起的浮肿，另有食纤维可帮助排泄体内盐分、脂肪等代谢物。

木瓜：月子期间，新妈妈进食大量高热量、高脂食物，这些脂肪容易堆积在下半身，木瓜里的蛋分解酵素，可帮助分解肉类，让肉感的双腿变得骨感。

芹菜：含有大量胶质性碳酸钙，容易被人体吸收补充笔直双腿所需的钙质，又有充沛的钾可预防下身浮肿。

菠菜：多吃可使血液循环更活络，将新鲜的养分和氧气送到双腿，恢复腿部元气，防止腿部肌肤干燥菠菜还是新妈妈补血的佳品。

靠着椅子踢踢腿

　　侧身站在椅子后面，手扶稳椅背，然后身体往背一侧倾一下，抬起外侧的腿，绷直脚尖用力来回动，至少 30 下。然后另一条腿也按相同的方式甩下。

　　这个动作除了拉伸腿部肌肉外，还会利用空气的力给全腿带来"按摩"的效果，越是用力，这种"按"的效果就越好。每天 1 组以上，坚持 1 个月，大腿、腿甚至脚腕就会变得更加紧致，大腿上原本颤颤的肉"运动"的幅度也会小许多。

做做简单美腿操

　　下面这套美腿操简便易学，行之有效，深受新妈妈的欢迎。这套美腿操既可影响腿部脂肪流向，减缓脂肪在腿部的堆积，改善下身胖、上身瘦的体型，又可把脂肪导向臀部，起到翘臀美臀之效。只要每天坚持锻炼 3~5 分钟，孕前的一双完美双腿指日可待，甚至还能比孕前更加纤细、修长！

美腿操

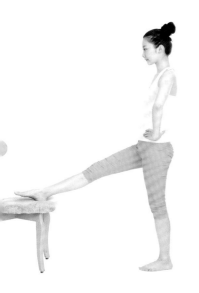 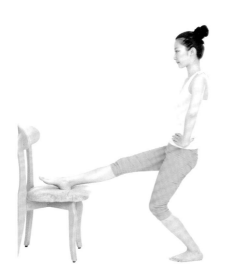 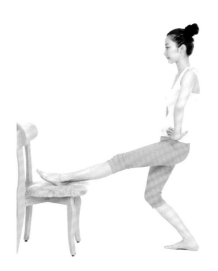

把右腿伸直搭在床上或椅子上，手叉腰。

❷ 屈左膝，慢慢往下蹲身体，尽量往下蹲，这个动作可以循序渐进进行。

❸ 换左腿，做相同的动作。

怎么瘦小腿

很多新妈妈产后腿部曲线变得难看，产后瘦腿成了新妈妈的主要任务之一，都说小腿最难瘦下来，主要原因是没有掌握正确的方法。下面就给新妈妈介绍几个小动作来瘦小腿，修正腿形，但是不管哪个动作，都最好在新妈妈身体恢复好，能承受的情况下再进行，千万不可操之过急。

温水泡小腿

产后如何瘦小腿，最简单的办法就是用温水泡小腿了。将温水注满木桶，以能完全没过小腿为准，然后加入精油和浴盐，再把整个小腿放入水中浸泡 15 分钟左右，同时轻揉按摩小腿，可帮助排毒，经常这样边泡边按，能有效消除小腿浮肿，恢复小腿纤细。

"拍"出纤细小腿

首先要拍打小腿肚，让腿部肌肉软化。可坐在上，将一条腿抬高，并在小腿肚上涂抹一些纤体膏然后用手掌从各个方向拍打小腿上的肌肉 3~5 分钟

这种方法可使小腿肚上的肌肉放松，并软化已僵硬的腿部脂肪。长期坚持拍打小腿肚，可使小腿僵硬的肌肉和脂肪慢慢变得松散，使腿部突出的肌瘦下来。

跪立式瑜伽燃烧小腿脂肪

跪立式瑜伽应该这样做：呼气，左腿向前迈出步，左脚跟点地，双臂放于左小腿旁，手指尖点地再吸气，头部向下压，换腿进行。初做跪立式瑜伽作时，虽然膝盖和小腿会感觉到疼痛，身体不易保平衡，但却能有效燃烧小腿内侧的脂肪。随着练习数的增加，疼痛感会逐渐减轻至消失，你的平衡能也会越来越强，小腿变得更加纤长。

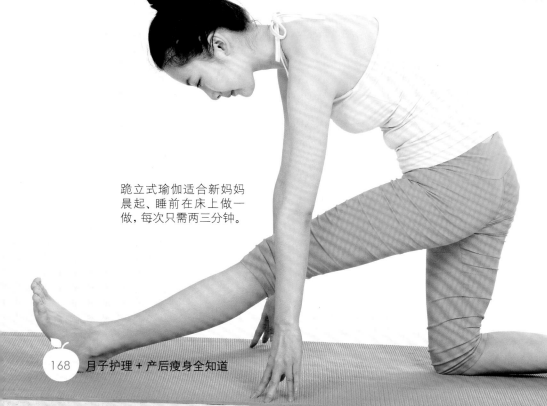

跪立式瑜伽适合新妈妈晨起、睡前在床上做一做，每次只需两三分钟。

三角转动式瑜伽拉伸小腿肌肉

　　这套动作能最大限度地拉伸小腿肌肉，不仅能瘦小腿，还能增强身体的柔韧性和平衡感。初做时新妈妈可能感觉有些困难，不要太勉强，能做到哪个程度就做到哪个程度，随着身体的恢复，动作会越来越标准，当然，瘦腿效果也会越来越明显。

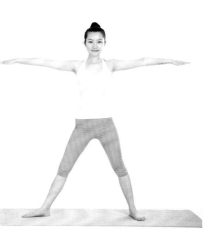

① 自然站立，两脚分开两个肩宽；深呼气，举手臂与地面平行，双膝伸直，右脚向右转 90°，左脚转 60°，保持 15~20 秒。

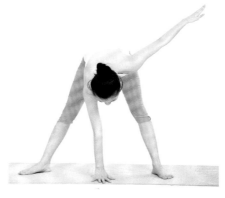

② 呼气，上体左转，弯曲躯干向下，右手放于两脚之间，保持 15~20 秒。

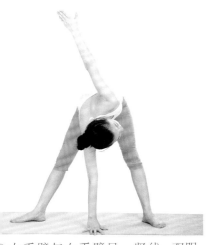

③ 右手臂与左手臂呈一竖线，双眼看左手指尖，保持 15~20 秒。

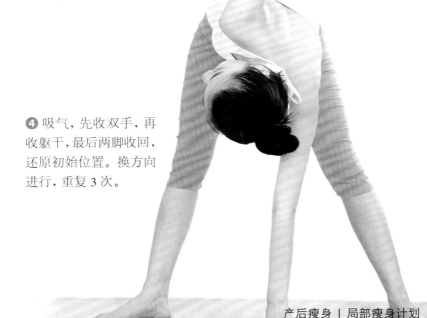

④ 吸气，先收双手，再收躯干，最后两脚收回，还原初始位置。换方向进行，重复 3 次。

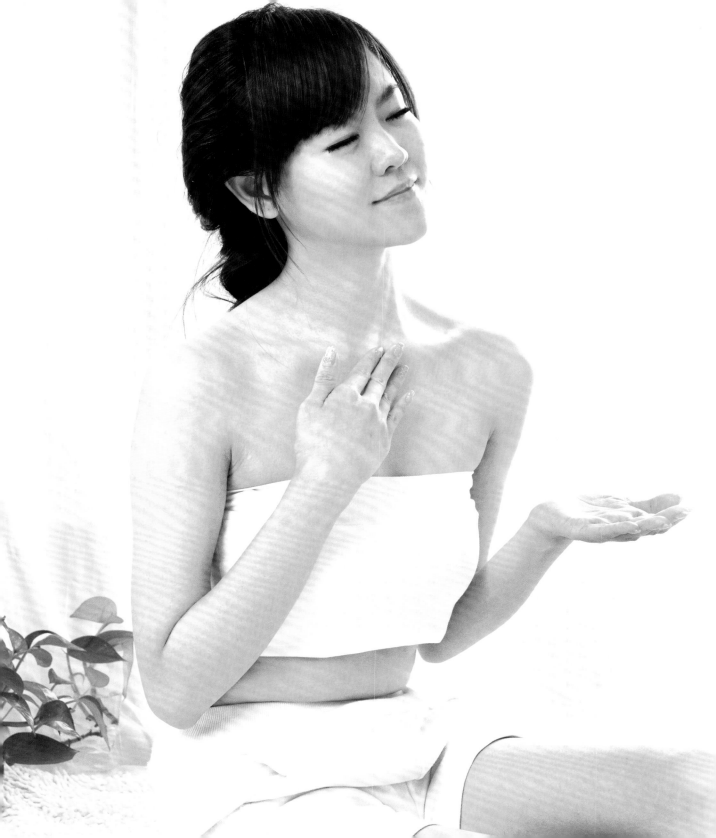

产后美容与保养

由于体内激素的变化，给爱美的新妈妈带来了种种烦恼，比如痘痘、斑点、脱发等，再加上新妈妈忙于照顾宝宝，忽视了自身的保养，让新妈妈看起来没有了往日的风采。其实，只要新妈妈稍加保养，每天抽几分钟打理自己，完全可以做一个开朗又漂亮的新妈妈。

产后皮肤的保养

大多数女性在分娩后，肌肤会显得干燥、松弛，整个人看起来都没有生机和活力。这就需要新妈妈尤其要重视皮肤的保养和护理。不过，新妈妈最好根据自己皮肤的类型，选择适合自己的护肤方式。

中性皮肤的护理

中性皮肤就是我们正常的皮肤，pH 值在 5~5.6 之间，它是健康的理想皮肤，表现为不油腻、不干燥、皮肤富有弹性、看不到毛孔、肤色红润有光泽，不容易老化、对外界刺激不敏感、没有皮肤瑕疵。

中性皮肤的保养重点就是要随着季节的变化来选择适当的护肤品。夏季一般选用乳液型护肤品，以保证皮肤的清爽；秋冬季可以选用油性稍大的护肤霜或护肤膏，防止皮肤干燥。

早上在清洗完脸部后，可用收敛性化妆水收紧皮肤，涂上营养霜；晚上洁面后，用霜或乳液润泽皮肤，使之柔软有弹性。

中性皮肤的新妈妈饮食要注意补充皮肤所必需的维生素和蛋白质，适当多吃水果、蔬菜、牛奶、豆制品等。

油性皮肤的护理

油性肤质的新妈妈大多油脂分泌旺盛，额头、鼻翼有油光，毛孔大，触摸有黑头，皮质厚硬不光滑，外观暗黄，易受紫外线照射，极易出现痤疮、粉刺等。

油性皮肤的保养重点就是时刻保持皮肤的清洁，调节油脂分泌。

油性皮肤的新妈妈可以选择洁净力强的洗面乳，一方面能清除油脂，一方面能调整肌肤酸碱值。洗脸时，将洗面乳放在掌心上搓揉起泡，仔细清洁脸部和 T 字部位，然后用清水反复冲洗。洗脸后，可用收敛化妆水，以抑制油脂的分泌。晚上洁面后，可适当地按摩，以改善皮肤的血液循环，调整皮肤的生理功能。

新妈妈可每周做一次酸奶面膜，不仅可以彻底清洁肌肤，调节油脂分泌，还能使肌肤清透、细嫩。将适量酸奶和面粉放在小碗中，调匀成浓稠的酸奶糊，然后均匀地敷于全脸，待 10~15 分钟后，用温水洗净即可。

这种类型皮肤的新妈妈饮食应避免吃动物油及辛辣食物，多吃水果和蔬菜。

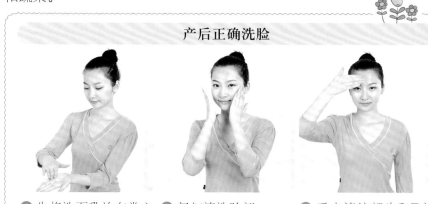

产后正确洗脸

❶ 先将洗面乳放在掌心搓揉起泡。　❷ 仔细清洗脸部。　❸ 重点清洁额头和T字部位。

干性皮肤的护理

干性皮肤最明显的特征是：皮脂分泌少，皮肤干燥、白皙、缺少光泽，毛孔细小而不明显，并容易产生细小皱纹，毛细血管表浅，易破裂，对外界刺激比较敏感，皮肤易生红斑，其 pH 值约为 5.5~6.0 之间。

干性皮肤保养最重要的一点就是保证皮肤得到充足的水分。

首先在选择清洁护肤品时，可选用对皮肤刺激小的含有甘油的香皂，有时也可不用香皂，只用清水洗脸，以免抑制皮脂和汗液的分泌，使得皮肤更加干燥。彻底清洁面部后，应立刻使用保湿性化妆水或乳液来补充皮肤的水分。睡前可用温水清洁皮肤，然后按摩3~5 分钟，以改善面部的血液循环，并适当地使用乳液、营养化妆水或晚霜。

干性皮肤的新妈妈在饮食中要注意选择一些脂肪、维生素含量高的食物，如鱼类、牛奶、鸡蛋、猪肝、香菇、南瓜及新鲜水果等。在秋冬干燥的季节，要格外注意保养，补充水分。

不要过早进行美白祛斑护理

妊娠斑，包括黄褐斑、蝴蝶斑或色素沉着等是新妈妈最想清除的皮肤问题，其实，产后祛斑美白不宜过早进行，这是因为随着产后身体的恢复，大部分新妈妈的妊娠斑都能慢慢淡下来。

不过，对于需要使用祛斑美白产品的新妈妈，最好选用原料天然、成分简单的美白祛斑产品。有的美白祛斑产品添加了铅、汞等重金属成分，会进入乳汁危及宝宝的健康。所以这类美白祛斑产品哺乳期妈妈应该避免使用，不确定成分的美白产品最好也不用。

脸部按摩促使肌肤复原

新妈妈适当做些脸部按摩，不但可以促进血液循环，也有促使脸部新陈代谢的作用，使肌肤早日回到以前的紧致和美丽。

首先将脸部按摩霜摊平在整个手心上，然后把按摩霜涂抹在脸部，从中心朝向外侧进行按摩，然后再轻轻冲洗干净。

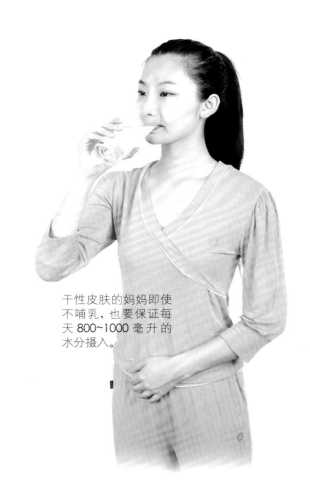

干性皮肤的妈妈即使不哺乳，也要保证每天 800~1000 毫升的水分摄入。

产后头发的保养

产后，由于体内激素的变化，新妈妈大多会掉头发、或是头发分叉，为了预防这些恼人的变化，新妈妈要勤于保养头发，让心情跟头发一样，清清爽爽！

适度清洗头发

健康头发的前提就是清洁。采用正确的方法洗头，不但不会洗坏发质，还可以及时清除油脂和污垢，防止头发干燥、开叉、断发、脱落，有效控制头皮屑的产生，保持头发整洁干净，令秀发更健康亮泽。

不过，新妈妈需要认真针对自己的发质来挑选洗发用品，和皮肤一样，头发也分油性、中性、干性。所以，新妈妈要选择适合自己的洗发水。如果新妈妈要使用护发素，最好涂抹在头发的中部或尾部，而不要大量直接涂抹在头皮上。另外，最好不要用吹风机过度地吹头皮和头发。

哺乳新妈妈不要染发、烫发

哺乳期的妈妈不适合烫发、染发，这是因为烫、染发药液里的各种化学成分可能经头皮吸收后进入体内，再通过母乳对宝宝造成影响。虽然影响的大小目前还没有大规模的调查结论，但是为了保险起见，还是不要在哺乳期内烫发、染发。

此外，再好的烫发剂都难免会对宝宝娇嫩的呼吸道和皮肤造成损害，如果因此导致宝宝提早接触了过敏源，造成过敏体质就真是得不偿失了。

多补充蛋白质滋养头发

头发最重要的营养来源就是蛋白质。所以，新妈在饮食方面要多加注意，除均衡摄取各种营养外还应该多补充一些富含蛋白质的食物，如牛奶、鸡蛋、鱼、瘦肉、核桃、葵花子、黑芝麻、紫米等。

春夏每天半小匙，秋冬每天食用一小匙黑芝麻即可，过量反而会导致脱发。

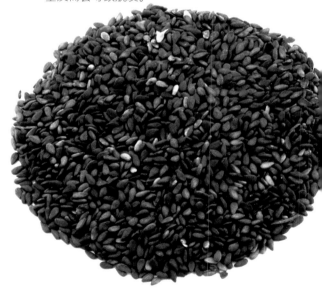

心情舒畅防脱发

产后脱发是很多新妈妈都会遭遇的问题，除了分娩后身体激素的变化原因外，新妈妈的心情也是其中一个重要原因。

新妈妈在产前产后容易精神紧张，照顾宝宝的过程中，新妈妈又容易过度疲劳，还会担心宝宝出现各种各样的问题，心情不能放松，始终处于高压状态，导致植物性神经功能紊乱，头皮血液供应不畅，从而使头发营养不良，造成脱发。所以，新妈妈心情应保持舒畅、放松，不焦虑、不担心，这样不仅对头发有益，还能让新妈妈容光焕发，年轻靓丽。

用指腹按摩头皮

新妈妈在洗头发的时候，要避免用力抓扯头发，应用指腹轻轻地按摩头皮，以促进头发的生长以及脑部的血液循环。也可由家人给新妈妈做头皮按摩，方法是家人用双手从新妈妈眼眉上方的发际线处开始向头后沿直线按摩，直到后发际处。可促进头皮血液循环，保证新妈妈头发乌黑、秀丽。

可用牛角梳梳头

每天梳梳头，新妈妈会觉得心情舒畅、轻快。不过，新妈妈梳头时宜选择合适的梳子，最好使用牛角梳，因为牛角本身就是中药的一种，其牛角制品也就有一定的保健作用。且牛角梳坚固不易变形，梳齿排列均匀、整齐、间隔宽窄合适，不疏不密；梳齿的尖端比较钝圆，梳头时不会损伤头皮而引起头皮不适。不宜选用塑料及金属制品的梳子，这类梳子易引起静电，不易梳理且容易使头发干枯、断裂。

新妈妈梳头应每天早晚进行，不要等到头发很乱，甚至打结了才梳，这样容易造成头发和头皮损伤。新妈妈梳头的时候千万不可用力，要顺着头皮一下一下地轻轻梳理，不仅可以清洁头发，还能起到按摩头皮的作用。

头发打结时，从发梢梳起，可用梳子蘸75%的酒精梳理。最好是湿发、干发用不同的两把梳子，减少细菌的传播。再则，新妈妈常使用的梳子要经常清洗，这样做既保养梳子又有利健康。

每天按摩头皮5分钟，可促进头发再生。

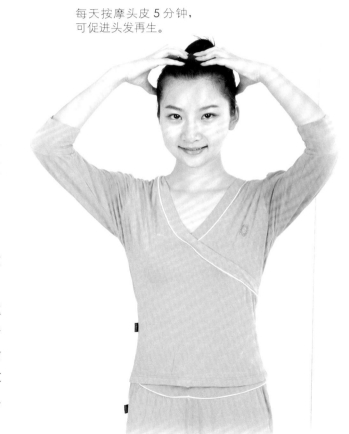

产后身体的保养

除了脸部皮肤和头发需要特殊养护外，新妈妈也要注意全身的保养，尤其是胸部、颈部和足部的护理，让新妈妈全身都清爽、健康、怡人。

身体保养的要诀

新妈妈身体保养的要诀，有两个关键点，一点是以每天的运动方案为前提，因为只有身体恢复好了，新妈妈才会恢复体力，才会由内而外焕发生机和活力，而且要持之以恒地进行运动和恢复体能训练；第二是要掌握科学的饮食和生活习惯，这是保养身体的有力保证。

维持胸部弹性

分娩之后，新妈妈身体出现变化最大的可能就是胸部了。为了使胸部傲挺，要紧缩下巴以下已扩展的皮肤，恢复其弹性，避免洗太热的澡和桑拿浴，还要进行维持胸部弹性的训练。

胸部训练

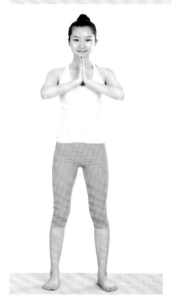
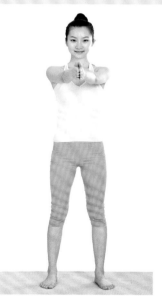
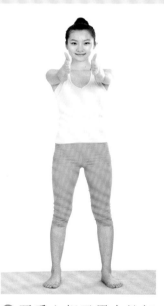
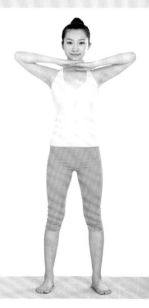

❶ 两手心相贴，两手肘朝上举，指尖在下巴的高度位置。

❷ 两手指尖互贴之下，伸张手肘。

❸ 两手心相互用力拍打15次。

❹ 弯曲手肘，举到下巴的高度为止，手要伸直，手心朝下，深呼吸，交叉两手20次。

坐月子颈部的保养

月子期间，如果新妈妈不注意颈部的保养，颈部容易疲劳甚至疼痛，还会增长皱纹，那么，新妈妈该怎样保养颈部呢？

保持良好的姿势

新妈妈平时需要保持良好的坐姿和站立姿势，另外还要有良好的睡姿，高的枕头会让颈部弯曲，容易产生皱纹，因此月子期间最好用较平的枕头。

锻炼颈部的训练

前后活动脖子：将脖颈充分地向前后弯曲，向前要达到胸部，向后时也要让颈部深深地弯曲，尽量让头部和地面平行。

侧向活动脖子：左右交替扭动脖颈，使它的侧面肌肉充分锻炼。

用心保护手部和足部

皮肤干皱、手背粗糙的新妈妈一定要学会手部的保养。洗手时要用温水洗，也可以将柠檬切成片来擦手背，这样不但可以消除手部的粗糙，肌肤也会随之变得光泽润滑，如果新妈妈洗浴的时候配合着用柠檬片擦手背，效果会更好。养护手部不可忽略手掌的保养，因为手掌不但汗腺多，而且易脏，新妈妈可以用煮面条的汤水来擦拭，可以使手掌光滑、清爽。

出月子后，新妈妈会用更多的时间照顾宝宝和做家务，足部容易疲劳。除了每天睡觉前用温水泡脚外，新妈妈也可以试试下面这个动作来消除脚底心的疲劳。

仰卧在床上，把脚底心放在床的围栏上，磨蹭一般地滑动。开始时可以稍微弯曲双脚来进行，再慢慢地伸直双脚，等动作熟练之后，就抬起腰部来进行这一动作。

去除颈部皱纹

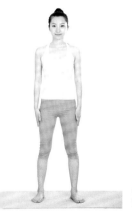 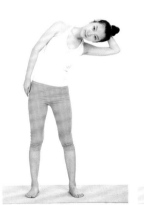 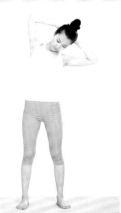 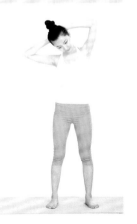

❶ 站立姿势，双手自然下垂，双脚打开，与肩同宽。　❷ 右手扶住头，向右侧压下，然后还原。　❸ 左手扶住头，向左侧压下，然后还原。　❹ 双手抱头，顺时针旋转颈部10次。　❺ 再逆时针旋转颈部10次，放松。

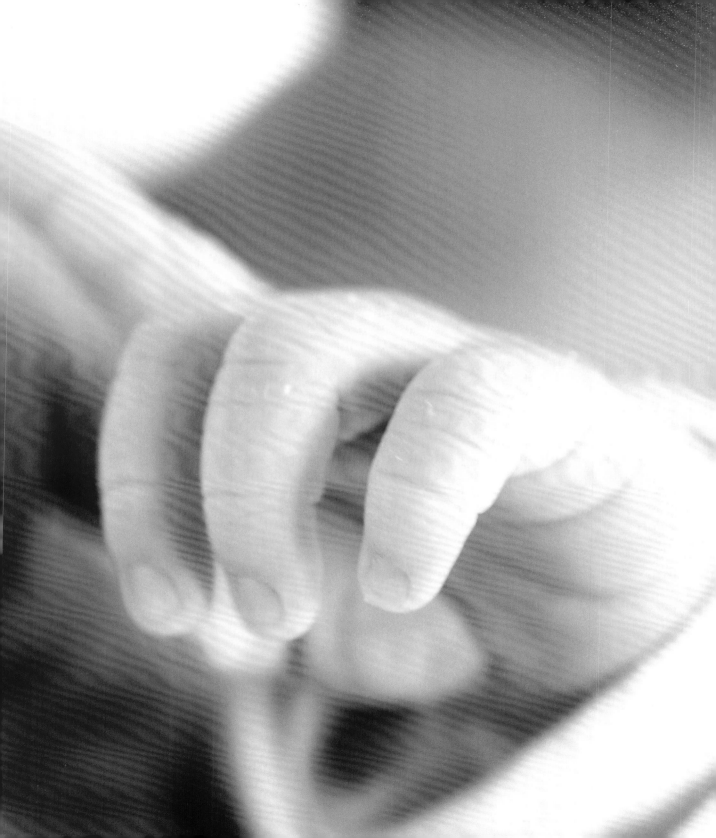

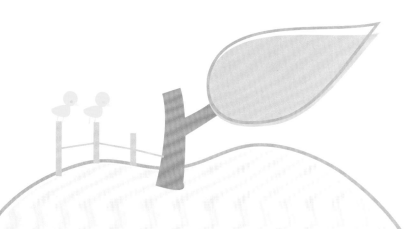

照顾新生儿

　　经历了艰辛的十月怀胎和刻骨铭心的分娩，那个在肚子里和你朝夕相处了 280 天的小生命，此刻就躺在你的身边。面对这小小的新生命，新妈妈是否有些手足无措？不用担忧，只要掌握科学的育儿方法，照顾宝宝一点都不难。

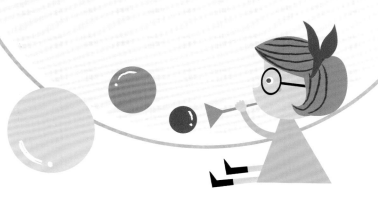

照顾婴儿必须了解 18 个问题

　　想要把最好的爱和最贴心的照顾给予宝宝，新妈妈首先要懂宝宝，了解宝宝，下面我们就给新手爸妈妈列举了一些照顾宝宝最需要知道的一些问题和事项，赶紧来学习一下。

1 新生儿的体格标准

项目	出生时	满月时	
体重	2.5~4 千克	男婴约 5.03 千克	女婴约 4.68 千克
身长	47~53 厘米	男婴约 57.06 厘米	女婴约 56.17 厘米
头围	33~34 厘米	男婴约 38.43 厘米	女婴约 37.56 厘米
胸围	约 32 厘米	男婴约 37.88 厘米	女婴约 37.12 厘米

2 新生儿的哭声

　　哭声是新生儿的"语言"，除了吃、睡、排泄，宝宝最常做的就是哭了。无论是饿了、热了、冷了，还是尿湿了、不舒服、生病了、寂寞了，都会用哭声来表达。如果他（她）要是不哭，那可能真是有问题了。父母和照顾者需要认真去解读宝宝的哭声。

3 新生儿的头

　　"宝宝头好大啊！是不是有什么问题？"这是很多新妈妈初见宝宝的印象。其实，新生儿头比较大，这是正常现象。宝宝头发多少不一定。头部奇怪的形状，通常是由于分娩过程中的压迫造成的，两周后头部的形状就会变得正常了。

4 新生儿的皮肤

　　宝宝皮肤外覆有一层奶油样的胎脂。在鼻尖、鼻翼和鼻与颊之间，常有因皮脂增积而形成的黄色小点。胎毛于出生时已大部分脱落，但在面部、上、背上及骶尾骨部仍留有较少的胎毛。宝宝皮肤也会起斑点及皮疹，但这很常见，一般几天后会自行消失。

　　如果他的皮肤发干，特别是手和脚在 1~2 周内出现脱皮时，在洗澡时一定不要用沐浴液或其他油脂的东西。

5 新生儿的囟门

"小时大，大时小，渐渐大，不见了"，这很形象地道出了宝宝囟门的变化。新生儿头上有两个软软的部位，会随着呼吸一起一伏，这就是囟门，有利于分娩中必要的头部变形。这是颅骨尚未愈合的表现，不必担心轻轻碰一下它就会受伤，因为上面都覆盖着一层紧密的保护膜。后部的囟门在 6~8 周完全闭合，前囟门也会在 1 岁左右闭合。

6 新生儿的视觉、听觉和嗅觉

新妈妈千万不要小看怀抱着的这个小小人儿，他已经具备了很多令我们不可思议的能力。

刚出生的宝宝就已经有了视力，但是还很有限，只能看清 20~25 厘米范围内的东西。在明亮的光线下他会眨眼，有时候你还会发现他看起来有点对眼。在 6 个月以内无须担心，这是因为他的眼部肌肉还没有发育好，但是，如果过了 6 个月还是这样，就需要去看眼科医生了。

如有突然的声响发生时，闭着眼睛的新生儿会立刻睁眼或眨眼，这就说明新生儿的视力、听力都正常。

新生儿也有敏感的嗅觉和味觉，很喜欢妈妈身体味道，因为这是他一直就熟悉的。

7 新生儿的生殖器官

男宝宝、女宝宝出生时，其生殖器都显得比较大，男宝宝的阴囊大小不等，睾丸则可能降至阴囊内，也可停留在腹股沟处或摸不清，阴茎、龟头和包皮可有松弛的黏膜。

女宝宝的小阴唇相对较大，大阴唇发育好，能遮住小阴唇，处女膜微突出，可能有少许分泌物流出。

8 新生儿的大小便

一般情况下，新生儿在 24~48 小时内就会有大小便了。有些宝宝刚开始的尿液可能是砖红色，这是因为含有尿酸盐的缘故，不用担心。开始几天的大便颜色黑绿、黏稠、发亮，称为胎便，以后颜色逐渐变淡。开始几天的小便也因为含有较多的尿酸盐而使颜色稍微发黄。

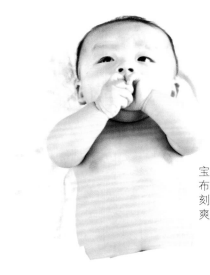

宝宝的纸尿裤和尿布要及时更换，时刻保证小屁屁清清爽爽的。

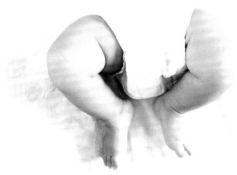

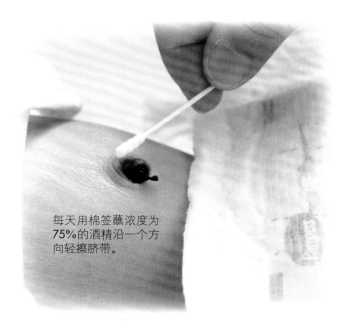

每天用棉签蘸浓度为75%的酒精沿一个方向轻擦脐带。

9 新生儿的脐带

从宝宝降临的那一刻起，脐带的使命就已完成，宝宝成为了一个独立的小人，妈妈可不要失落，这意味着宝宝开始了新的人生征程。

宝宝出生后，医生会将这条脐带结扎，但是残留在新生儿身体上的脐带残端，在未愈合脱落前，对新生儿来说十分重要，一定要护理好。

10 新生儿的睡眠

很多年轻的新妈妈不明白为什么新生儿除了吃奶，一整天几乎都在睡觉。其实，睡眠是新生儿生活中最重要的一部分，平均每天有 18~22 个小时的睡眠时间，会随着月龄的增长而逐渐减少。只有饿了，想吃奶时才会醒过来哭闹一会儿，吃饱后又会安然地睡着。但有时处于深度睡眠，有时处于浅度睡眠，有时也会处于瞌睡状态。

11 生理性体重下降

"宝宝怎么变轻了"，细心的新妈妈抱宝宝或给宝宝称体重时发现宝宝体重下降了，于是心急如焚，其实这是正常的。由于出生后的最初几天进食较少，同时有不显性失水和大小便排出，故在出生后的2~4 天内宝宝的体重有所下降，较刚出生时体重减轻6%~9%，称之为生理性体重下降。随着新妈妈奶量的增大，宝宝进食的增加，约在出生后 10 天左右恢复正常，然后进入快速生长阶段。

12 内八脚和罗圈腿

新生儿生下来后，都会有内八脚和罗圈腿，有些旧习俗会用捆绑的方式纠正，其实这是不对的。内八脚和罗圈腿是由于子宫中空间有限，胎宝宝是以双腿交叉蜷曲，臀部和膝盖拉伸的姿势生长的，因此他的腿、脚向内弯曲。出生后，随着宝宝经常运动，臀部和腿部的肌肉力量加强，宝宝的腿和脚就会慢慢变直。

13 新生儿"惊跳"反应

宝宝睡着后偶尔会有局部的肌肉抽动现象，尤其手指或脚趾会轻轻地颤动，常令新妈妈非常心疼。这种"惊跳"反应是由于新生儿神经系统发育不成熟所致。此时，只要妈妈用手轻轻按住宝宝身体的任何一个部位，就可以使他安静下来。

14 打嗝

宝宝出生后的几个月内，稍不注意就会频繁地打嗝，这是由于横膈膜还未发育成熟造成的。此外，有打嗝是由于宝宝过于兴奋，或者是由于刚喂过奶，吸入空气造成的。当宝宝三四个月的时候，打嗝就会多了。若家中的宝宝持续地打嗝一段时间，可以喂宝宝喝一些温开水，以止住打嗝。

15 马牙

有的父母看到新生儿的上腭中线和齿龈切缘上黄白色小斑点（即俗称的"马牙"），认为很不吉利，喜欢用针去挑或用毛巾去擦，这是绝对禁止的。因"马牙"系上皮细胞堆积或黏液腺分泌物堆积所致，出生后数周至数月自行消失，自行处理很容易引起染。

16 螳螂嘴

在新生儿口腔两边颊黏膜处较明显地鼓起如药大小的东西，也被称为"螳螂嘴"，其实它是颊黏膜的脂肪垫。这层脂肪垫是每个正常新生儿所具有，它不仅不会妨碍新生儿吸奶，反而有助于新生儿吮吮，属于新生儿的正常生理现象。千万不能用针挑或用粗布擦拭。

17 青灰色"胎记"

看到刚出生的宝宝身上有胎记的时候，不免有点揪心，不知道新生儿胎记对身体是不是有影响？一般情况下，正常新生儿的腰骶部、臀部及背部等处可见大小不等、形态不规则、不高出表皮的大块青灰色"胎记"，这是由于特殊的色素细胞沉积形成的。大多在4岁时就会慢慢消失，有时会稍迟，此现象为东方人所特有。

18 新生儿"脱皮"

几乎所有的新生儿都会有脱皮的现象，家人不必担心。只要宝宝饮食、睡眠都没问题就是正常现象。脱皮是因为新生儿皮肤最上层的角质层发育不完全引起脱落。这种脱皮的现象全身部位都有可能出现，但以四肢、耳后较为明显，只要于洗澡时使其自然脱落即可，无须特别采取保护措施或强行将脱皮撕下。若蜕皮合并红肿或水疱等其他症状，则可能为病症，需要及时就诊。

洗完澡给宝宝涂些婴儿专用润肤油，防止皮肤干燥而加重脱皮。

新生儿的喂养

喂养是父母一生的承诺，母乳是婴儿最健康、最理想的天然食品，母乳喂养更是母亲的神圣使命。当然，母乳不足时，就要考虑配方奶粉了。

母乳喂养

大量研究证明，母乳含有蛋白质、碳水化合物、脂肪、多种维生素和矿物质等营养物质，除此之外，还含有多种抗细菌、病毒和真菌感染的物质，对预防新生儿和婴儿感染有重要意义。

母乳的五大营养成分

蛋白质：母乳中蛋白质易于新生儿消化吸收，其中的蛋白质主要由酪蛋白和乳白蛋白组成，酪蛋白提供氨基酸和无机磷。乳白蛋白主要成分是 α- 乳白蛋白、乳铁蛋白、溶菌酶、白蛋白，富含必需氨基酸，营养价值很高。

碳水化合物：母乳中的乳糖含量较牛乳高，是 6 个月内的宝宝热能的主要来源。

脂肪：以细颗粒的乳剂形态存在，其中较易吸收的油酸酯含量比牛乳多一倍，长链不饱和脂肪酸较多，易于消化吸收。

维生素：母乳中维生素 A、维生素 C、维生素 E 含量较高，其他维生素虽然较少，但是可以满足宝宝的需要。

矿物质：母乳中矿物质含量虽然为牛乳的 1/3。但是各种矿物质的比例搭配较好，较牛乳更适合宝宝消化、吸收。

正确哺乳

协助宝宝呼吸：宝宝的下颌应紧贴妈妈的乳房，鼻子轻碰妈妈的乳房，这样宝宝的呼吸是通畅的。如果妈妈的乳房阻挡了宝宝的鼻孔，可以试着轻轻按乳房，协助宝宝呼吸。

妈妈要多摄取液体：每次喂奶之前及中间，最好喝一杯水、果汁或其他有益液体，有助乳汁充盈，避免新妈妈自身脱水。

按需喂奶、多喂勤喂：在奶下来后的最初一段时期内，平均每 24 小时至少哺乳 8~10 次。

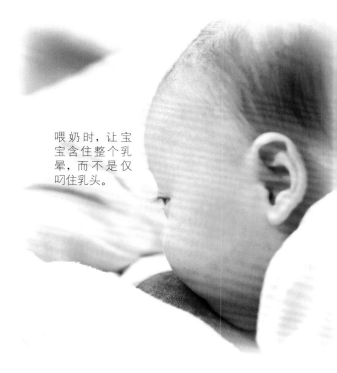

喂奶时，让宝宝含住整个乳晕，而不是仅叼住乳头。

人工喂养

有的时候，由于各种原因，妈妈不得不放弃用母乳喂养宝宝，妈妈不要为此感到遗憾，也不要心存内疚。出生在现代的宝宝是很幸运的，尽管不能吃母乳，但还有配方奶，一样能让宝宝健康成长。进行人工喂养，应该注意调配奶粉的浓度。刚出生的宝宝，消化功能弱，不能消化浓度较高的奶粉。因此，给婴儿吃配方奶粉要严格按照配方奶粉标明的配比量，不能过稀，更不能过浓，两种配比都会影响宝宝的健康发展，妈妈要特别注意。

市场上琳琅满目的配方奶让新妈妈很是纠结，不知道该选择哪一种。其实，只要是国家正规厂家生产、销售的奶粉，适合新生儿阶段的配方奶都可以选用。但在选用时需看清生产日期、保质期、保存方法、厂家地址电话，调配方法等。最好选择知名品牌、销售量大的奶粉。如果宝宝对动物蛋白有过敏反应，那么妈妈应选择全植物蛋白的婴幼儿配方粉。再次强调，除非特殊情况，最好坚持母乳喂养。

一旦选择了一种品牌的奶粉，没有特殊情况不要轻易更换，如果频繁更换，会导致宝宝消化功能紊乱和喂哺困难，无形中增添了喂养的麻烦。

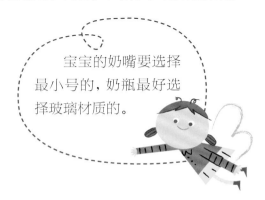

宝宝的奶嘴要选择最小号的，奶瓶最好选择玻璃材质的。

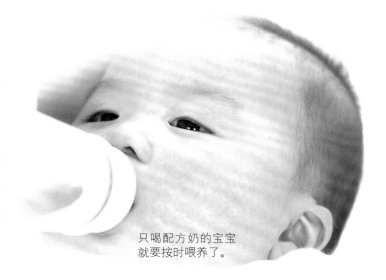

只喝配方奶的宝宝就要按时喂养了。

混合喂养

有些新妈妈由于母乳分泌不足或因其他原因不能完全母乳喂养时，可选择母乳和代乳品混合喂养的方式，但应注意妈妈不要因母乳不足而放弃母乳喂养，至少坚持母乳喂养宝宝6个月后再完全使用代乳品。

很多新妈妈误以为混合喂养就是每次先吃母乳再吃配方奶，这是不对的。一次只喂一种奶，吃母乳就吃母乳，吃配方奶就吃配方奶。不要先吃母乳，不够了，再调奶粉。这样不利于宝宝消化，容易使宝宝对乳头产生错觉，可能引发宝宝厌食奶粉，拒吃奶瓶。

新妈妈要充分利用有限的母乳，尽量多喂宝宝。母乳会越吸越多，如果妈妈认为母乳不足，而减少喂母乳的次数，会使母乳越来越少。母乳喂养次数要均匀分开，不要很长一段时间都不喂母乳。

新生儿的日常护理

初为人父人母，除了喂奶、换尿布，当遇到宝宝哭闹时，也会紧张，不知道宝宝哪里不舒服了。其实宝宝很多时候的哭闹是由于新妈妈新爸爸护理不当引起的不舒服造成的，所以新手父母当务之急就是要做好宝宝的日常护理。

脐带的护理

新妈妈对小宝宝的脐带要付出很大的心血，千万不可偷懒，这跟宝宝的健康息息相关。

脐带未脱落前，要保持脐带及根部干燥，出院后不要用纱布或其他东西覆盖脐带。还要保证宝宝穿的衣服柔软、纯棉、透气，肚脐处不要有硬物。每天用医用棉球或棉签蘸浓度为 75% 的酒精擦一两次，沿一个方向轻擦脐带及根部皮肤进行消毒，注意不要来回擦。

脐带脱落后，若脐窝部潮湿或有少许分泌物渗出，可用棉签蘸浓度为 75% 的酒精擦净，并在脐根部和周围皮肤上抹一抹。若发现脐部有脓性分泌物、周围的皮肤红肿等现象，不要随意用龙胆紫、碘酒等，以防掩盖病情，应找儿科医生处理。

口腔的护理

新生儿的口腔黏膜又薄又嫩，新妈妈不要试图去擦拭它。要保护宝宝口腔的清洁，可以在给他喂奶之后再喂些白开水。另外，正常新生儿和患口腔炎的新生儿要区别对待和护理。

正常新生儿口腔护理

只需喂奶后擦净口唇、嘴角、颌下的奶渍，保持皮肤黏膜干净清爽即可。

患口腔炎的护理

❶ 做口腔护理前，先洗净双手，将新生儿侧卧，用毛巾围在颌下或枕上，防止沾湿衣服及枕头。

❷ 用镊子夹住盐水棉球 1 个，先擦两颊内部及齿龈外面。

❸ 再擦齿龈内面及舌部，每擦一个部位，至少更换一个棉球。注意勿触及咽部，以免引起恶心。

眼睛的护理

小宝宝的眼睛很脆弱也很稚嫩，在对待宝宝的眼睛问题上一定要谨慎。宝宝眼部分泌物较多，每天早晨要用专用毛巾或消毒棉签蘸温开水从眼内角向外轻轻擦拭，去除分泌物。具体操作方法如下：

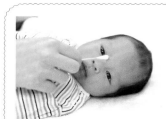 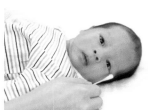

❶ 用棉签从眼角向眼尾擦拭。　❷ 擦另一只眼睛时，可换一支新棉签。

囟门的护理

新生儿总有很多特别娇弱的部位，囟门就是一个非常娇弱的地方，父母不敢随便碰。其实新生儿的囟门是需要定期清洗的，否则容易堆积污垢，引起宝宝头皮感染，所以要定期清洁。清洁时一定要注意：用宝宝专用洗发液，但不能用香皂，以免刺激头皮诱发湿疹或加重湿疹；清洗时手指应平置在囟门处轻轻地揉洗，不应强力按压或强力搔抓。

鼻腔的护理

宝宝跟大人一样，如果鼻痂或鼻涕堵塞了鼻孔，会很难受。这时新妈妈可用细棉签或小毛巾角蘸水后湿润鼻腔内干痂，再轻轻按压鼻根部。

一般情况下，大部分的鼻涕会自行消失。不过，如果鼻子被过多的鼻涕堵塞，宝宝呼吸会变得很难受，这时可以用球形的吸鼻器把鼻涕清理干净。方法是：

① 让宝宝仰卧，往他的鼻腔里滴 1 滴盐水溶液。

② 把吸鼻器插入一个鼻孔，用食指按压住另一个鼻孔，把鼻涕吸出来。

③ 然后再吸另一个鼻孔。但动作一定要轻柔，以免伤害宝宝脆弱的鼻腔。

如果没有球形吸鼻器，也可以用棉棒将鼻痂蘸出，方法如下：

① 用棉棒蘸清水往鼻腔内各滴一两滴。

② 经一两分钟待鼻痂软化后再用干棉棒旋转着将鼻痂沾出。

③ 也可用软物刺激鼻黏膜引起喷嚏，鼻腔的分泌物即可随之排出，从而使新生儿鼻腔通畅。

耳朵的护理

新妈妈千万要记住，不要尝试给小宝宝掏耳垢，因为这样容易伤到宝宝的耳膜，而且耳垢可以保护宝宝耳道免受细菌的侵害。洗澡时千万不要让水进到宝宝的耳朵里。如果要清洁耳朵，你可以这样做：

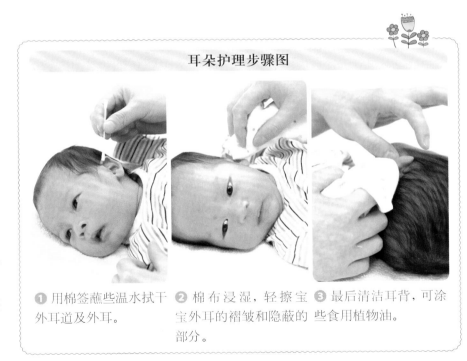

耳朵护理步骤图

① 用棉签蘸些温水拭干外耳道及外耳。

② 棉布浸湿，轻擦宝宝外耳的褶皱和隐蔽的部分。

③ 最后清洁耳背，可涂些食用植物油。

新生儿的常见异常与应对

离开温暖的子宫后，新生儿是那么娇嫩，一旦出现某些不适症状，就会让父母昼夜担惊受怕。面又不舒服的宝宝，父母一定要放平心态，用心学会正确的护理方法。

什么是新生儿生理性黄疸

新生儿生理性黄疸是一种由新生儿胆红素代谢决定、必然要发生的生理现象，而不是由任何其他疾病引起的黄疸。一般在出生后 3 天左右出现，少数在出生后第二天起就看到皮肤轻微发黄，或延迟到出生后 5 天出现。以后逐渐加重，通常于出现后两三天内最为明显。

足月的新生儿一般在出生后 7~10 天黄疸消退，最迟不超过出生后 2 周，早产儿可延迟至出生后三四周退净，如果黄疸的消退超过正常时间，或者退后又重新出现均属不正常，需要治疗。一般的生理性黄疸都能顺利消失，不需治疗。

新生儿湿疹怎么办

有些新妈妈会发现宝宝的脸、眉毛之间和耳后与颈下对称地分布着小斑点状红疹，有的还流有黏黏的黄水，干燥时则结成黄色痂，这就是新生儿湿疹，又名"奶癣"，是一种常见的新生儿和婴儿过敏性皮肤病，常使宝宝哭闹不安，影响健康。

预防措施：

如果对婴儿配方奶粉过敏，可改用其他代乳食品。

避免过量喂食，防止消化不良。

哺乳妈妈要少吃或暂不吃鲫鱼汤、鲜虾、螃蟹等诱发性食物，也不要吃刺激性食物，如蒜、葱、辣椒等以免乳汁加剧宝宝的湿疹。

新生儿发烧后一定要降温

不要宝宝一发烧就给宝宝吃药，而要更多地选择自然育儿方法，宝宝体温在 38.5℃以下时可以选择物理降温，38.5℃以上时就要及时服药。

发烧在 38.5℃以下的建议采取物理降温，如用温水给宝宝的四肢、腹股沟和腋窝擦一擦，直到宝宝皮肤发红为止，这个方法可以加快宝宝的血液循环，从而达到降温的作用。

当宝宝的体温达到 38.5℃以上，我们建议在医生指导下给宝宝服用一些退烧药物。因为这个体温超过宝宝的承受能力，对于脑部内环境来说，会影响脑细胞的生存环境，此时父母要及时给宝宝服用一些退烧药物。此外，对有热性惊厥史的宝宝可根据每次发作时的体温情况，适当提前服用。

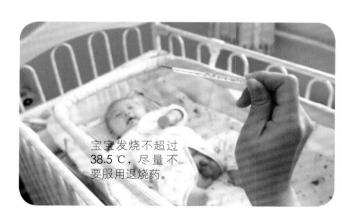

宝宝发烧不超过 38.5℃，尽量不要服用退烧药。

宝宝感冒了怎么办

新生儿感冒大都是爸爸妈妈以及与宝宝接触的人传染给宝宝的。新生儿由于免疫系统尚未发育成熟，所以更容易患感冒，特别是在冬春季节出生的宝宝。一般新生儿感冒将持续 7~10 天，有时可持续 2 周左右。咳嗽是最晚消失的症状，它往往会持续几周。

感冒的防治

❶ 带着宝宝去医院，进行一些检查，了解感冒的原因。

❷ 如果是合并细菌感染，医院会给宝宝开一些抗生素，一定要按时按剂量吃药。

❸ 如果是病毒性感冒，并没有特效药，主要就是要照顾好宝宝，一般过上 7~10 天就好了。

宝宝腹泻时如何处理

腹泻的宝宝需要妈妈的细心呵护，宝宝腹泻时的护理要点如下：

隔离与消毒：接触生病宝宝后，应及时洗手；宝宝用过的碗、奶瓶、水杯等要消毒；衣服、尿布等也要用开水烫洗。

注意观察病情：记录宝宝大便、小便和呕吐的次数、量和性状，就诊时带上大便采样，以便医生检验、诊治。

外阴护理：勤换尿布，每次大便后用温水擦洗臀部，女宝宝应自前向后冲洗，然后用软布吸干，以防泌尿系统感染。

新生儿"红屁股"怎么办

新生儿屁股皮肤娇嫩，皱褶多，往往易出现"红屁股"，医学上称为尿布疹，多发生在与尿布接触的部位，如小屁股和会阴，主要表现是大片红斑、水肿、表面光滑、发亮，边界清楚。严重的会发生脓包、溃疡、发热等。其预防措施是：

❶ 勤换尿布或纸尿裤。适当减少用尿布和纸尿裤的时间，让宝宝的小屁屁多透气通风。

❷ 每次大小便后及时清洁皮肤，并用清水冲洗干净。

❸ 可以经常给宝宝涂些护臀霜，也可用香油代替护臀霜。

❹ 培养宝宝定时小便的习惯。新生儿的皮肤发育得不完善，抵抗力也差，很容易受尿液刺激，引起"红屁股"。另外，宝宝新陈代谢快，排汗多，如果热气不能有效排出，也容易产生"红屁股"。

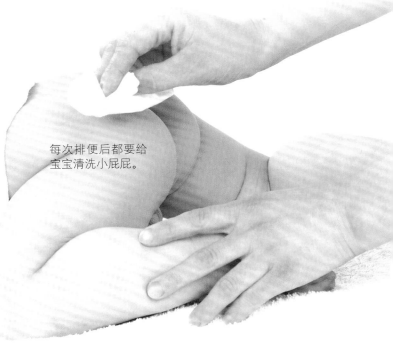

每次排便后都要给宝宝清洗小屁屁。

附录

早产儿的特殊护理

新妈妈要付出更多的精力和耐心来照顾早产儿,给早到的天使更多的关爱。一般来说,怀孕未满37 周出生的宝宝称为早产儿。与足月儿相比,早产儿发育尚未成熟,体重多在 2500 克以下,即使体重超过 2500 克,器官、组织的发育也不如足月儿成熟,所以要给予早产儿一些特殊护理。

早产儿的特征

外表特征

头颅相对更大,与身体的比例为 1∶3,囟门宽大,颅骨较软,头发呈绒毛状,指甲软,胸廓呈圆筒形,肋骨软,肋间肌无力,吸气时胸壁易凹陷,腹壁薄弱,易有脐疝。男宝宝睾丸未降或未全降,女宝宝大阴唇不能盖住小阴唇。

呼吸系统

呼吸中枢、呕吐反射、咳嗽反射均比较微弱,容易发生吸入性肺炎。肺泡发育不全,缺乏表面活性物质,导致肺泡塌陷,引起肺透明膜病。

消化系统

吸力和吞咽反射均差,胃容量小,易发生呛咳和溢乳。消化和吸收能力弱,易发生呕吐、腹泻和腹胀。肝脏储存维生素 K 少,各种凝血因子缺乏易发生出血。此外,早产儿体内各营养素存量不足,容易发生贫血、佝偻病、低血糖等。

循环系统

由于肺部小动脉的肌肉层发育未完全,使由左至右的分流增加,易有开放性动脉导管,愈早产的婴儿其开放性动脉导管发生的比例愈高。

体温调节

早产儿由于体温中枢发育不成熟,皮下脂肪少,体表面积大,肌肉活动少,自身产热少,更容易散热,因此常因周围环境寒冷而导致低体温,应注意保暖。

神经系统

早产儿由于各种神经反射差,常处于睡眠状态,体重小于 1500 克的早产儿还容易发生颅内出血,应高度重视。

免疫功能

早产儿的免疫功能较足月儿更差,对细菌和病毒的杀伤和清除能力不足,从母体获得的免疫球蛋白较少。由于对感染的抵抗力弱,容易引起败血症。

早产儿居家护理要点

注意保暖

注意给新生儿保温。注意室内温度，因为早产儿体内调节温度的机制尚未完善，没有较多的皮下脂肪为他保温，失热很快，因此保温十分重要。室温要控制在 25~27℃，每 4~6 小时测一次体温，保持体温恒定在 36~37℃。

早产儿的房间要经常开窗通风换气。换尿布时动作要快，不要使宝宝受凉。体重低于 2500 克时，不要洗澡，可用食用油每两三天擦擦宝宝脖子、腋下、大腿根部等皱褶处。若体重在 3000 克以上，吃奶正常，可与足月新生儿一样洗澡。

坚持母乳喂养

早产儿体重增长快，营养供给要及时，最好是母乳喂养。早产儿妈妈的乳汁和足月儿的母乳有许多不同，其中所含的各类营养物质，包括蛋白质、氨基酸都更多，它是专为早产儿准备的特殊食物，所以对早产儿来说，母乳喂养尤其重要。如果由于某些特殊原因不能母乳喂养，那么最好去购买专为早产儿配制的配方奶。

防止感染

早产儿室避免闲杂人员入内。接触早产儿的任何人（包括妈妈和医护人员）须洗净手。接触宝宝时，大人的手应是暖和的，不要随意亲吻、触摸。妈妈或看护人员若感冒要戴口罩，腹泻则务必勤洗手，或调换人员进行护理。

让宝宝吃香甜的母乳，这是对早产儿宝宝最大的关爱。

保持安静

早产儿的居室要保持安静、清洁，进入早产儿的房间动作要轻柔，换尿布、喂奶也要非常轻柔，不能大声喧哗，或弄出大的动静，以免惊吓到宝宝。

抚触刺激

为了弥补先天不足，需要给早产的宝宝更多刺激，一方面可以促进身体机能的发育，另一方面能让宝宝接受到妈妈更多的爱。给宝宝做抚触操，就是一种最简单的刺激方法。抚触的时间最好选在两次喂奶中间，动作一定要轻柔，每次抚触的时间以 10 分钟为宜，注意不要让宝宝着凉。

防范异常

早产儿由于先天发育不足，和足月的宝宝相比，抵抗力较弱。家庭护理中如果发现宝宝有下列异常情况时，应及时与医生联系或送医院处理：

体温下降到 35℃以下或上升到 38℃以上，采取相应的升温或降温措施后，仍没有效果。咳嗽、口吐白沫、呼吸急促时。吃奶骤减，脸色蜡黄，哭声很弱。突然发生腹胀、痉挛、抽搐。

图书在版编目（CIP）数据

月子护理＋产后瘦身全知道／王琪主编 . -- 南京：江苏科学
技术出版社，2014.1
（汉竹·亲亲乐读系列）
ISBN 978－7－5537－2014－2

Ⅰ．①月… Ⅱ．①王… Ⅲ．①产褥期－妇幼保健－基本知
识②产妇－减肥－基本知识 Ⅳ．① R714.6② R161

中国版本图书馆 CIP 数据核字 (2013) 第 213904 号

凤凰汉竹
阳光一样的生活书

2011年度
中国民营书业实力品牌

2010年度
中国生活图书出版商

月子护理＋产后瘦身全知道

主　　　　编	王　琪
编　　　著	汉　竹
责 任 编 辑	杜　辛　刘玉锋　姚　远
特 邀 编 辑	张　瑜　马立改　张　欢
责 任 校 对	郝慧华
责 任 监 制	曹叶平　方　晨

出 版 发 行	凤凰出版传媒股份有限公司
	江苏科学技术出版社
出版社地址	南京市湖南路 1 号 A 楼，邮编：210009
出版社网址	http://www.pspress.cn
经　　　销	凤凰出版传媒股份有限公司
印　　　刷	南京精艺印刷有限公司

开　　　本	715mm × 868mm　1/12
印　　　张	16
字　　　数	120千字
版　　　次	2014年1月第1版
印　　　次	2014年1月第1次印刷

标 准 书 号	ISBN 978－7－5537－2014－2
定　　　价	49.80元（附赠婴幼儿抚触操·妈妈瘦身操 VCD）

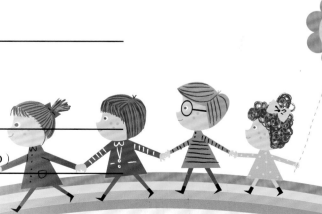

图书如有印装质量问题，可向我社出版科调换。